"药"为你好

这么用药没毛病

《大众健康》杂志 | 编著

清华大学出版社
北京

图书在版编目（CIP）数据

"药"为你好：这么用药没毛病 /《大众健康》杂志编著. — 北京：清华大学出版社，2017

ISBN 978-7-302-48533-9

Ⅰ.①药…　Ⅱ.①大…　Ⅲ.①用药法　Ⅳ.①R452

中国版本图书馆CIP数据核字(2017)第240817号

责任编辑：胡洪涛
封面设计：欧阳显根
责任校对：刘玉霞
责任印制：李红英

出版发行：清华大学出版社
　　　网　　址：http://www.tup.com.cn，http://www.wqbook.com
　　　地　　址：北京清华大学学研大厦 A 座　　　邮　　编：100084
　　　社 总 机：010-62770175　　　　　　　　　邮　　购：010-62786544
　　　投稿与读者服务：010-62776969, c-service@tup.tsinghua.edu.cn
　　　质量反馈：010-62772015, zhiliang@tup.tsinghua.edu.cn
印 装 者：三河市铭诚印务有限公司
经　　销：全国新华书店
开　　本：165mm×235mm　　**印　张**：14.25　**字　数**：230 千字
版　　次：2017 年 11 月第 1 版　　　　**印　次**：2017 年 11 月第 1 次印刷
定　　价：45.00 元

产品编号：076906-01

在过去的 20 年间，中国的疾病模式正悄然发生转变，慢性病已成为影响大众生命和健康的最主要因素。2012 年，我国慢性病死亡人数占了总死亡人数的 86.6%。应对慢性病挑战，已成为政府和全社会共同面临的重大课题。

其实，对于人的健康和寿命来说，医疗服务条件的影响只占 8%，而生活方式和行为则占到 60%。根据世界卫生组织的总结，通过生活方式和行为的调整可预防 80% 的心脑血管病和 2 型糖尿病、55% 的高血压和 40% 的肿瘤。而生活方式与行为的调整首先取决于大众健康素养的提高。因此，健康素养是保障健康最基本的要素。对于每个人来说，身体不仅仅是我们自己的。我们对家庭有责任，对子女有责任，对父母有责任，对社会也有责任。因此一定要及早地关注自己的身体健康，提高健康素养。

遗憾的是，目前我国居民健康素养水平不容乐观，老百姓普遍缺乏科学的健康知识。因此，确立"以促进健康为中心"的"大健康观""大卫生观"，并将这一理念融入公共政策制定实施的全过程，提升全民健康素养，在当下就显得尤为重要。

2016 年 8 月，习近平总书记在全国卫生与健康大会上提出，提高人民健康素养是提高全民健康水平最根本、最经济、最有效的措施之一，要建立、健全健康教育体系，普及健康科学知识，教育引导人民群众树立正确的健康观，促进人民群众形成健康的行为和生活方式。健康教育专业性很强，不是什么机构和人物都可以从事健康咨询、讲座。报纸杂志、广播电视、图书网络都要把好关，不能给虚假健康教育活动提供传播渠道和平台。

最近几年，我一直在推广饮食摄入的"10 个网球原则"，以方便中年人能够更为直观地把握每天摄入食物的结构与数量。其中包括：每天吃肉不超过 1 个网球大小；吃相当于两个网球大小的主食，最好吃点杂粮；要保证 3 个网球大小的水果；不少于 4 个网球大小的蔬菜。

我认为，用这种通俗易懂、易于把控的方式，有利于引导人们树立健康观念，养成良好的行为习惯，以降低或消除危险因素对健康的影响。

通俗性与专业性兼具的《大众健康》杂志，在健康科普这条路上已经走过了 30 多年。30 多年来，他们不忘初心，坚持做权威、专业的健康科普，邀请来自全国三甲医院的专家，深入浅出地为老百姓提供专业的健康知识。现又将杂志的精华内容编汇成册，相信它们会成为百姓家庭健康生活的实用帮手。

让我们进行广泛社会动员，人人从我做起，努力推动"健康中国"的目标早日实现！

2017 年 8 月

目录

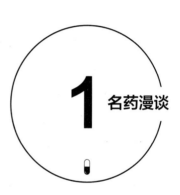

1 名药漫谈

华法林："钢丝上舞蹈"的抗凝药

◎ 王毅

华法林是临床上最常用的抗凝药之一。为什么服用华法林的患者被称为"钢丝上的舞者"？服用这类抗凝药，应该注意些什么呢？

血栓性疾病的发生率逐年提高，已成为威胁人类生命安全、导致严重并发症、病残率的常见疾病之一，而口服抗凝血药物早已成为预防及治疗此类相关疾病的重要手段。虽然以拜瑞妥、利伐沙班等抗 Xa 因子为代表的新型抗凝血药物逐步应用于临床，但以华法林、阿司匹林、波立维为代表的传统抗凝血液药物现在仍是临床中最常用的抗凝药物。

口服抗凝药的分类

临床中传统的口服抗凝血药物主要有两类：一类是以华法林为代表的双香豆素抗凝剂，它主要应用于血栓栓塞性疾病、房颤、瓣膜病、外科换瓣术后；另一类是以阿司匹林、波立维为代表的抗血小板凝集药物，它主要应用于冠心病、冠脉支架术后，冠脉搭桥术后及有心脑血管高危风险患者的治疗。

两类药物的疗效早已得到了医学界的肯定，但患者在服药的过程中会有一些不经意的做法从而影响到药物的疗效，严重时还可能危及生命。下面我们聊一聊口服抗凝药物在使用过程中需要关注的一些问题。

"钢丝上舞蹈"的抗凝药

为什么服用华法林的患者被称为"钢丝上的舞者"？原因很简单，华法林的有效量、无效量、致出血量都非常接近。酶原国际标准化比值（International Normalized Ratio，INR）是调整用药的标尺，但标尺范围窄，一般要调整到 2~3

之间，这就要求患者在服药过程中有些特殊要注意的方面：

听从"背景音乐"的指挥

详细告知医生既往病史、服药史、过敏史；

严格遵医嘱用药、药量准确、定时抽血化验；

按时服药，避免漏服、错服，禁补服；

拔牙或手术需要停药时需经专业医生同意。

细心观察自身变化

大便颜色发黑、便血，小便为红或棕色；

牙龈出血；

女性患者月经出血量异常增多；

皮肤瘀斑；

疼痛、呕吐、头晕、视物不清、言语不利；

小伤口血流不止；

呼吸困难或胸痛；

身体某一部分出现麻痹或刺痛；

有以上症状时，需及时就医。

避开危险因素

外来危险　避免碰撞、外伤，减少危险活动，注意自我保护。

自身因素　饮食合理，如芥菜、洋葱、芒果、大蒜和银杏可以增强华法林的抗凝作用；绿茶、菠菜、海藻类、扁豆、蛋黄和人参会减弱华法林的抗凝作用。正常的饮食和生活习惯对抗凝的影响不大。患者应避免在同一时间内大量摄入这些食物，也避免在一个阶段内长期食用这些食物。

只要能按照上述提示做好日常保健，其实"在钢丝上起舞"并不是那么可怕，而华法林也将为健康保驾护航。

服抗血小板药注意事项

那么，服用阿司匹林、波立维的患者应注意些什么呢？相对于华法林，服用阿司匹林、波立维的患者就可以说"轻松"了，此类药品服用更加简单，您只需注意以下几点：

　　详细告知医生既往病史、服药史、过敏史；

　　按时服药，避免漏服、错服；

　　建议饭后 1 小时后用药以减轻对胃黏膜的刺激，拜阿司匹林宜整片吞服，忌嚼服；

　　观察大小便情况，阿司匹林易引起胃黏膜的损伤，以消化道出血症状最为常见；

　　按时就医，做好原发病的预防保健工作；

　　出现活动性出血症状时，立即就医。

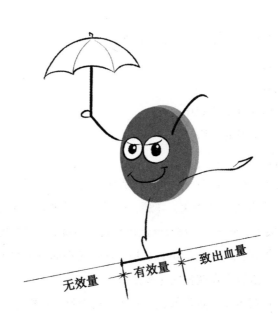

布洛芬还是安全的

◎ 陈东生　黄怡菲

据美国《纽约每日新闻》报道，2003 年，时年 7 岁的小女孩萨曼莎因为发热，吃了强生药厂生产的儿童布洛芬（镇痛消炎药），结果不仅没有好转，反而出现高热、喉咙痛、眼睛有红点等症状，身上 90% 的皮肤被灼伤，送去医院救治后双目失明。萨曼莎前后共接受眼部手术 230 次，视力却仍未恢复。

2007 年，萨曼莎的父母向法院提起诉讼。最终，美国马萨诸塞州法院裁定，强生集团应对萨曼莎以及她的父母做出 6300 万美元的巨额赔偿。

此前有研究表明，在服用布洛芬药物时，如果使用不当可能会对肾脏造成伤害。

强生公司在一份声明中称："儿童布洛芬，在指导下使用，是一种安全、有效的治疗轻微疼痛和发热的药，我们认为药物的警示标签是合理的。"

这则消息将布洛芬推到了公众安全用药的风口浪尖上。此前，布洛芬一直被认为是一种安全系数极高的药物。大家不禁要问："布洛芬，到底是否真的安全？"

布洛芬是安全的药物

布洛芬是人们寻找有效消炎镇痛且低不良反应药物过程中研究的产物。

布洛芬是解热镇痛类非处方药物（Over the Counter，OTC），用于治疗轻度至中度疼痛和炎症反应，例如痛经、头痛（包括偏头痛）、术后疼痛、牙痛、肌肉骨骼和关节病变，如强直性脊椎炎、骨关节炎、类风湿关节炎；关节周围病变，如滑囊炎、腱鞘炎以及软组织疾病，如扭伤、拉伤，也可用于急性上呼吸道感染、急性咽喉炎等疾病引起的发热。

布洛芬剂型多为口服制剂，包括布洛芬片、布洛芬颗粒、布洛芬缓释胶囊、布洛芬混悬液，以及布洛芬和盐酸伪麻黄碱的复方制剂布洛伪麻片等，此外，还有用于局部给药的布洛芬栓、布洛芬乳膏等。

试验和临床证据表明：布洛芬既有效又安全，其安全记录是其作为镇痛药成为非处方药的主要因素。

在英国，1983 年布洛芬成为第一个可以通过非处方药方式销售的非甾体抗炎药；第二年，布洛芬在美国也成为非处方药。美国国家食品药品监督管理局（Food and Drug Administration，FDA）申明"口服布洛芬制剂是安全有效镇痛和消炎药物"。根据现有的临床资料，在遵照适应证使用的前提下，布洛芬是一个安全、有效的非处方药物。

新闻中报道的 7 岁小女孩萨曼莎，在服用布洛芬后，发生中毒性表皮坏死松解症，属于严重过敏反应，这是一个服药后发生严重不良反应的典型事例。

药品不良反应指合格药品（假冒伪劣药品不在此范畴）在正常用法用量下出现的与用药目的无关的有害反应。尽管药品从开发研究到临床试验都要经过严格的审批程序，但由于受当时科技认知等客观条件的限制，药物不良反应仍无法完全避免。常言道"是药三分毒"，就是这个道理。而且有些罕见、迟发、发生于特殊人群的不良反应由于发生概率极低，有的甚至在上市数年后才会被发现。上述的新闻报道就是这样一个例子。

针对药品不良反应事件发生率的不断提高和严重性的日益加剧，我国政府从法规完善到监测实施，做了大量工作。先后颁布了《药品不良反应信息通报》《药品不良反应报告和监测管理办法》，并建立了药品不良反应监测信息网络系统，这些对公众的合理用药、保障用药安全起到了警示和指导的作用。

生活中慎选解热镇痛抗炎药

解热镇痛抗炎药是一类有解热、镇痛，多数还有抗炎、抗风湿作用的药物。市售的解热镇痛药物有很多种，除了前面介绍的布洛芬外，还有阿司匹林、对乙酰氨基酚、双氯芬酸等。

阿司匹林具有较强的解热镇痛作用，常与其他解热镇痛药配成复方，用于缓解头痛、牙痛、肌肉痛、神经痛和感冒发热等症状。其抗炎抗风湿作用也较强，对类风湿关节炎亦可迅速镇痛，消除关节炎症，减轻关节损伤，目前仍是首选药。此外阿司匹林还能抑制血栓形成，临床上用小剂量阿司匹林防治血栓形成，降低心肌梗死病死率和再梗死率，防止脑血栓形成。阿司匹林常见不良反应为消化道反应，刺激胃黏膜，引起上腹不适，胃灼痛，甚至诱发或加重溃疡和出血。少数患者可出现荨麻疹、血管神经性水肿甚至过敏性休克。因此哮喘、鼻息肉及慢性荨麻疹患者禁用阿司匹林。葡萄糖 -6- 磷酸脱氢酶缺陷者、痛风及心、肝、肾功能不全者慎用。极少数病毒感染伴发热的儿童或青年应用阿司匹林后出现严重肝功能损伤合并脑病（瑞夷综合征），因此，10 岁左右儿童，患流感或水痘者忌用。

对乙酰氨基酚的解热镇痛作用缓和持久，强度与阿司匹林相似，临床用于感冒发热、关节痛、头痛、神经痛和肌肉痛等。因无明显胃肠刺激，适合阿司匹林过敏、消化性溃疡、阿司匹林诱发哮喘等不宜使用阿司匹林的头痛发热患者。由于不良反应相对较少，可引起恶心、呕吐，偶见皮肤过敏反应，3 岁以下儿童及肝肾功能发育不全者慎用。由于本药不诱发溃疡和瑞夷综合征，被世界卫生组织推荐为小儿首选解热镇痛药。

双氯芬酸为强效解热镇痛抗炎药。解热、镇痛、抗炎效应强于阿司匹林。临床用于类风湿关节炎、粘连性脊椎炎、椎关节炎等引起的疼痛、各种神经痛、手术后疼痛等中度疼痛。服药初期有轻度胃肠刺激症状、轻度眩晕或头痛，继续服药数天后可自行消失，大剂量或长期使用可使极少数患者出现溶血性贫血、骨髓抑制和暂时性肝肾功能异常。连续用药一般不超过 1 周。儿童、哺乳期妇女、孕妇不宜使用。

解热镇痛药只能暂时解除患者痛苦，不能消除病因，也不能缩短病程，随意服用此类药物还可能掩盖病情，延误诊断，导致不良后果。故一般发热患者不应急于使用解热药，而应尽快就诊查明病因。作为非处方药使用时，一般限服 3 日，不得长期服用。患者在选择药物时，一般应以疗效确切、毒性低、价格较便宜的药物如阿司匹林、乙酰氨基酚、布洛芬及其复方制剂为首选，儿科用药以乙酰氨基酚、布洛芬为首选。肾炎、消化性溃疡或对阿司匹林不耐受者，可选用对乙酰氨基酚。孕妇及有严重肝、肾功能损伤者，应禁用或慎用此类药物。

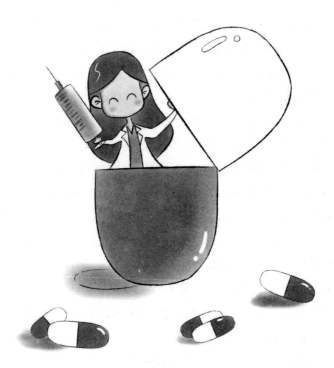

胰岛素：从"纯天然"到"转基因"

◎ 张征

甘精胰岛素曾引发人们对其"导致肿瘤发生风险升高"的质疑。虽然这一指控已被否定，但人们骨子里对新药的担心却没那么快烟消云散。

胰岛素的发现，是人类在糖尿病治疗领域取得的突破性进展。在此之前，糖尿病还是一种不治之症，剥夺着大量患者的健康与生命。除了主张严格限食，医生们对此束手无策，不少患者甚至死于限食带来的严重营养不良。

"纯天然"：动物胰岛素

转机发生在 1921 年，加拿大医生班廷（Banting）和他的助手贝斯特（Best）从狗的胰腺中提取出了胰岛素，并在次年成功应用于糖尿病患者，取得"肉白骨、起死人"般的神奇疗效，整个医学界为之轰动。

当时，胰岛素都是从猪、牛等家畜的胰腺中提取而得，可谓"纯天然绿色药物"。但是，每吨动物胰腺只能提取 4~5g 胰岛素，产量太低，价格昂贵，远不能满足广大糖尿病患者的用药需求。

另外，与人类胰岛素相比，动物胰岛素在氨基酸组成和结构上存在细微差别。作为一种外来异体物质，会受到人体免疫系统的排斥，造成药物抵抗、效价降低。再加之提纯工艺水平有限，难免掺入杂质，可能导致部分患者出现过敏反应，甚至引起动物传媒感染。

"转基因"：生物合成人胰岛素

如何得到与自身一致的人胰岛素？如何批量、廉价地生产胰岛素？为了解决这些难题，科学家一直进行着不懈努力。

9

1955 年，美国化学家桑格（Sange）通过"敲碎"胰岛素、并对"碎片"进行分析和鉴定，终于搞清楚胰岛素的氨基酸排列顺序。1965 年，中国科学家在世界上首次合成了具有生物活性的牛胰岛素，开启了人工合成胰岛素的新纪元。但是，这种通过化学合成法得到的人胰岛素，由于成本很高，药源匮乏，价格仍然居高不下。一直到 20 世纪 80 年代基因重组技术的成熟，这个难题才得到圆满解决。

办法就是"转基因"。将人类胰岛素基因植入到细菌的基因中，如大肠杆菌或酵母菌，然后大量繁殖细菌，收集细菌所分泌的"人胰岛素"。由于细菌的数量呈指数级增长，一个转基因细菌在短短几小时后就能产生上百万的后代，这意味着人们能够以很低的成本获得几乎无限量的人胰岛素。

"再加工"：人胰岛素类似物

胰岛素合成方式上的重大飞跃，惠及了数以亿计的糖尿病患者。而且，科技的发展从未停下脚步。

20 世纪末，科学家通过改变人胰岛素的氨基酸序列和结构，研制出能更好模仿人体生理胰岛素分泌特点的"胰岛素类似物"，这也被称为继动物胰岛素、生物合成人胰岛素之后的"第三代胰岛素"。

也许有人会觉得奇怪，为什么对人类自己的胰岛素还要进行再加工？胰岛素类似物怎么会比我们的"原装"胰岛素更适应人？

这要从胰岛素的分泌模式说起。

超短效胰岛素

生理状态下，为了应对进餐后的血糖升高，人体的胰腺会立刻分泌胰岛素进入血液，即时发挥降糖作用。而皮下注射胰岛素与之相比，会有一个延迟的时间差。具体来说，胰岛素经皮下注射后，开始是以六聚体的形式存在，逐渐解离为二聚体、单体，在组织间隙中扩散，最后进入血液发挥生理作用。从注射到起效，整个过程大约需要 30 分钟。这就要求糖尿病患者在进餐前半小时注射胰岛素，否则，胰岛素就无法在正确的时间和地点发挥降糖效应。

这就好比千辛万苦修筑防洪堤坝，而洪峰却在人们严防死守地点的上游早早到达，结果很容易造成溃坝，良田化为泽国。不仅餐后血糖明显升高，更为严重的是，在另一个时间点又会诱发低血糖。

提前注射胰岛素，远不是听上去那么简单。注射之后到进餐，每次掐准 30 分钟并非易事，尤其是在焦急、繁忙状态或旅行、赴宴等外出场合。而对于一些老人和心不在焉的职场人，有时在进餐前甚至压根记不起自己有没有提前打过胰岛素，这给疾病控制带来严重隐患。

20 世纪 90 年代，科学家们终于找到了解决办法：在保留胰岛素活性的基础上，通过改变氨基酸组成和空间结构，促进胰岛素的解聚和吸收，实现注射后快速起效。例如，将人胰岛素的 B28 位脯氨酸和 B29 位赖氨酸调换位置，所得到的产物"赖脯胰岛素"，改变了人胰岛素的自发聚合特性，从而易于解离。又如，将人胰岛素 B28 位脯氨酸由天门冬氨酸代替，得到新产物"门冬胰岛素"，能够同样起到迅速吸收的目的。

简而言之，这些新型超短效胰岛素，吸收和起效时间更快，患者不再受到"提前 30 分钟"的制约，使用胰岛素更加灵活方便，大大减少了漏用或重复用药的潜在风险。

超长效胰岛素

光有超短效还不够，胰岛素类似物还有另一个完全相反的发展方向：超长效。

还是从胰岛素分泌模式说起。我们的胰腺并非仅仅在进餐时才分泌胰岛素，而是全天候保持着脉冲式分泌的工作状态，这种持续、非进餐时的胰岛素分泌被称为基础胰岛素，对稳定血糖意义重大。而动物或常规人胰岛素经皮下注射后，作用持续时间很短，除非使用超级武器"胰岛素泵"，否则根本无法模拟这一生理分泌特点。

早在动物胰岛素时代，科学家们就在尝试解决这个问题。比如预先将胰岛素与鱼精蛋白结合，使其在皮下注射后缓慢分解，逐渐发挥生物效应，延长作用持续时间。但是，经过这样处理的胰岛素存在明显的药效高峰和波谷，而且生物利用度的变异较大，容易引起血糖的上下波动。

超长效胰岛素类似物的发明很好地解决了这个问题。例如，通过甘氨酸代替人胰岛素的 A21 位门冬氨酸，并在 B 链末端增加两个精氨酸，所得到的"甘精胰岛素"，能在皮下形成细小的微沉淀，使得吸收延迟，有效作用曲线呈平坦直线。简单说来，就是通过对人胰岛素的加工和修饰，使其稳定、缓慢发挥作用，从而实现"打一针，管一天"的治疗效果。和既往的精蛋白结合胰岛素相比，具有作用时间更长、疗效更稳定的优点。

如何评价这三代胰岛素？

胰岛素的发现和应用，肇始于"一代"动物胰岛素，而滥觞于"二代"生物合成人胰岛素。前者横空出世，开创了糖尿病药物治疗的新时代；后者克服了前者的免疫原性、过敏性、低效价等一系列缺点，并实现巨量产能，从而使胰岛素的普及应用成为可能。"三代"超短效 / 超长效人胰岛素类似物，更好地模拟了生理胰岛素分泌模式，使用药更加方便、安全，糖尿病患者有望实现更平稳的血糖控制、更小的低血糖风险、更低的糖尿病并发症发生可能。

目前，已罕能见到动物胰岛素的身影，它已圆满完成自己的历史使命，悄然退场。而对于胰岛素类似物是否能全面取代人胰岛素，医生们却有不同的观点。无论是从患者用药体验，还是从临床效果来看，胰岛素类似物都取得了更好的成绩。但是，决定一种"新型"药物去留的，并不仅仅看眼下疗效，仍需要更长的应用时间，和更多的用药经验总结。例如，作为超长效胰岛素杰出代表的甘精胰岛素，就曾引发人们对其"导致肿瘤发生风险升高"的质疑，虽然这一指控已被更多研究调查所否定，但人们骨子里对新药物的担心却没那么快烟消云散。

至少在当下，生物合成人胰岛素仍拥有最为丰富的循证医学证据和临床使用经验，另外还有个突出优点：便宜。对于已习惯提前注射、血糖控制良好的糖尿病患者，当然没有必要停止现有治疗方案，而非去换用一种昂贵得多的药物。就像没必要硬拉着一个习惯喝豆花、啃大蒜的老农，去西餐厅品咖啡、尝芝士，还美其名曰："潮流"。

而对另一部分人群，比如高龄、有心血管疾病史、容易发生低血糖的患者，如果经济承受能力不成问题，选用胰岛素类似物显然更加有效、安全。总之，"只爱尝新，一味排旧"和"衣不如新，药不如故"是对待药物的两个极端态度，在用药时一定要避免。

抗菌药物的"大家族"

◎ 沈素

生活中，抗生素是我们非常熟悉的一类药品。生病了，也许需要口服或者注射抗生素。媒体上总是在提倡大家不要"滥用抗生素"，那么，我们经常用到的基本药物中，哪些属于抗生素呢？抗生素又都有哪些类别呢？让我们一起走进抗菌药物大家族去认识一下它们。

国家基本药物目录中的抗菌药物有以下这些分类，有些您可能耳熟能详，有些您可能闻所未闻：

* 青霉素类（包括青霉素、苯唑西林钠、氨苄西林、哌拉西林钠、阿莫西林、阿莫西林克拉维酸钾）

* 头孢菌素类（包括头孢唑林钠、头孢氨苄、头孢呋辛钠、头孢曲松钠）

* 其他 β- 内酰胺类

* 氨基苷类（包括阿米卡星、庆大霉素）

* 四环素类

* 大环内酯类（包括红霉素、阿奇霉素）

* 其他抗生素（包括克林霉素、磷霉素）

* 糖肽类

* 喹诺酮类（诺氟沙星、环丙沙星、左氧氟沙星）

* 磺胺类（比如复方磺胺甲噁唑）

何为抗菌药物的抗（耐）药性？

细菌耐药性有三种。第一种叫做固有耐药，又称天然耐药，由细菌染色体基因决定，代代相传；第二种叫做获得性耐药，是指细菌在接触抗生素后，改变代谢途径，使自身不被抗菌药物杀灭的抵抗力，这种耐药菌可通过耐药基因的传代、转移、传播、扩散、变异等，形成高度和多重耐药；还有一种叫做交叉耐药，细菌对某种抗菌药产生耐药性后，对其他从未接触的抗菌药也产生耐药性。

避免耐药性的产生，需要我们做好 5 点：① 合理选用抗菌药；② 足够的剂量和疗程；③ 必要时联合用药；④ 有计划地轮换供药；⑤ 开发新的抗菌药。

抗菌药物具有 β- 内酰胺类、头孢菌素类、氨基苷类、大环内酯类和喹诺酮类等 5 大分支。

β- 内酰胺类

包括青霉素类、头孢菌素类、其他 β- 内酰胺类、β- 内酰胺酶抑制药和 β- 内酰胺类抗生素复方制剂。

这类药品的性状为干燥粉末，水溶液中极不稳定。并且这类抗生素不宜口服，肌内注射吸收快而完全。

这一大分支是我们抗感染的首选：如溶血性链球菌所致蜂窝织炎、丹毒、扁桃体炎、心内膜炎；肺炎链球菌引起的大叶肺炎、脓胸、支气管肺炎；草绿色链球菌引起的心内膜炎；脑膜炎；淋病、梅毒、钩端螺旋体病、回归热；白喉、破伤风、气性坏疽等。常见不良反应有过敏反应，如皮肤过敏、血清病样反应较多见；过敏性休克；最严重时表现有循环衰竭、呼吸衰竭和中枢抑制。局部刺激症状：红肿、疼痛、硬结。

需要注意的是，青霉素类药物为杀菌性抗生素，杀菌疗效主要取决于血药浓度的高低，在短时间内有较高的血药浓度时对治疗有利。若采取静脉滴注给药，宜将一次剂量的药物溶于约 100mL 输液中，于 0.5~1 小时内滴完。一则可在较短时间内达到较高的血药浓度，二则可减少药物分解并产生致敏物质。

头孢菌素类

这一分支的抗生素繁衍能力很强，现已有四代。是不是第四代就比第一代好呢？

第一代头孢菌素常用品种有头孢唑林钠、头孢氨苄、头孢拉定、头孢羟氨苄、头孢克洛等。其中除头孢唑林钠只能供注射外，其他的均可口服。不同品种的头孢菌素有各自的抗菌特点，如头孢噻吩对革兰阳性菌的抗菌作用较优，而头孢唑林钠则对某些革兰阴性菌有一定作用。

第二代头孢菌素主要品种有头孢呋辛钠、头孢孟多、头孢替安等。对革兰阳性菌的抗菌效能与第一代相近或较低，而对革兰阴性菌的作用较为优异。

第三代头孢菌素对革兰阳性菌的抗菌效能普遍低于第一代（个别品种相近），对革兰阴性菌的作用较第二代头孢菌素更优越。头孢拉定、头孢派酮、头孢曲松钠等。

第四代头孢菌素的主要代表药物有头孢匹罗、头孢吡肟等。对大肠杆菌、金黄色葡萄球菌、铜绿假单胞菌抗菌效果好，对肠杆菌的作用超过第三代头孢菌素。主要用于对第三代头孢菌素耐药的革兰阴性杆菌引起的重症感染。对大多数厌氧菌有抗菌活性。

在使用上，四代抗生素各有千秋：

第一代主要用于敏感菌所致的呼吸道和尿路感染、皮肤和软组织感染；第二代可用于敏感菌所致肺炎、胆道感染、菌血症、尿路感染和其他组织器官感染；第三代用于治疗对其他多数药物耐药的病原菌引起的严重感染，如败血症、脑膜炎、肺炎、骨髓炎、尿路的严重感染，对铜绿假单胞菌感染有效，对产超广谱 β-内酰胺酶的菌株无效；第四代具有第三代头孢菌素抗菌活性，对染色体 β-内酰胺酶效果更为稳定。

常见不良反应为过敏反应，偶见过敏性休克。过敏者有 5%~10% 对头孢菌素有交叉过敏反应；静脉给药也可发生静脉炎；第一代的头孢噻吩、头孢氨苄大剂量时可出现肾脏毒性，这与近曲小管细胞损伤有关；第三、四代头孢菌素偶见二重感染；头孢孟多、头孢哌酮高剂量可出现低凝血酶原血症或血小板减少。

氨基苷类

主要对革兰阴性杆菌，包括大肠杆菌、克雷伯菌属、肠杆菌属、变形杆菌属、沙雷菌属、产碱杆菌属、不动杆菌、志贺菌属、沙门菌属、枸橼酸杆菌等有效。有的品种对铜绿假单胞菌或金黄色葡萄球菌，以及结核杆菌等也有抗菌作用。

大环内酯类

本类药物阻碍细菌蛋白质的合成，属于生长期抑菌剂。其抗菌谱包括葡萄球菌、化脓性和草绿色链球菌、肺炎链球菌、粪链球菌、白喉杆菌、炭疽杆菌等。我们常用的有红霉素和阿奇霉素等。

不良反应主要有：肝毒性，主要表现为胆汁淤积、肝酶升高等，一般停药后可恢复；耳鸣和听觉障碍：静脉给药时可发生，停药或减量可恢复；过敏，主要表现为药物热、药疹、荨麻疹等；局部刺激，注射给药可引起局部刺激，故本类药物不宜用于肌内注射，静脉滴注可引起静脉炎，故滴注液宜稀（浓度小于 0.1%），滴入速度不宜过快。

喹诺酮类

喹诺酮类是一类合成抗菌药，与许多抗菌药物间无交叉耐药性。主要作用于革兰阴性菌的抗菌药物，对革兰阳性菌的作用较弱。

不良反应主要有：胃肠道反应，恶心、呕吐、不适、疼痛等；中枢反应，头痛、头晕、睡眠不良等，并可致精神症状，有癫痫病史者慎用；光敏反应，少数喹诺酮类药物如洛美沙星较明显，因此，服药期间应避免紫外线和日光照射；关节损伤与跟腱炎，本类药物可影响软骨发育，孕妇、未成年人不可使用；可产生结晶尿，尤其在碱性尿中更易发生；大剂量或长期应用本类药物易致肝损伤；心脏毒性，QT 间期延长；干扰糖代谢，糖尿病患者使用时应注意。

阿莫西林，消炎第一药？

◎ 吴志

"我一感冒就吃阿莫西林，不会有啥问题吧？"住在福州市马尾区的陈益晶女士说，今年国家对阿莫西林归入处方药后，她买了好几盒放家里，每次感冒就会服用感冒药加阿莫西林。对此，南京军区福州总医院第一附属医院门诊部黄德华主任医生做了相关解读。

阿莫西林并非感冒、发热首选药

阿莫西林是目前应用较为广泛的一种青霉素类抗生素，杀菌作用强而迅速，且不易受大部分食物影响，吸收完全。在医院门诊抗生素的使用中，占到一半以上。其制剂有胶囊、片剂、颗粒剂、分散片等。常用的片剂有 0.125g 和 0.25g 两种规格；胶囊有 0.125g、0.25g 和 0.5g 三种规格；注射用的规格为每支 0.5g。

不论是哪一种剂型阿莫西林，对储存环境的要求都很高，应该遮光、密封，在凉暗干燥处保存。不少人放置药物如同对待杂物，哪里方便放哪里，甚至将阿莫西林置于离炉灶、暖气等热源较近的地方，极容易发生变质。

阿莫西林适用于敏感细菌所致的感染，如溶血链球菌、肺炎链球菌、葡萄球菌或流感嗜血杆菌所致中耳炎、鼻窦炎、咽炎、扁桃体炎等上呼吸道感染；急性支气管炎、肺炎等下呼吸道感染；大肠杆菌、奇异变形杆菌或粪肠球菌所致的泌尿生殖道感染；溶血链球菌、葡萄球菌或大肠杆菌所致的皮肤软组织感染，以及急性单纯性淋病。此外，阿莫西林亦可与克拉霉素、兰索拉唑三联用药根除胃、十二指肠幽门螺杆菌，降低消化道溃疡复发率。

阿莫西林并不是呼吸道疾病的首选药。实际上，阿莫西林对病毒性的感冒、发热并不起作用。生活中，大多数的感冒发热等呼吸道疾病是由病毒引起的，该症状无须使用阿莫西林，只有细菌性感染时才需要服用阿莫西林。其实，阿莫西林最适合消化道疾病，如腹痛、溃疡等。例如，阿莫西林 500mg，甲硝唑 0.2g，每日三次，奥美拉唑 10mg，每天一次，四周为一疗程，可很好地缓解胃病症状，还可修复胃黏膜以及胃部受损部位，减少用西药产生的不良反应。此外，阿莫西林与 β- 内酰胺酶抑制剂如克拉维酸合用时，抗菌作用明显增强，尤其能增强阿莫西林对拟杆菌、军团菌、诺卡菌和假鼻疽杆菌等非敏感菌株的作用。

该药宜饭后服用，以减轻胃肠道反应。在服药期间，不要吃高纤维食品，如燕麦、芹菜、胡萝卜等，以免降低药效。另外，阿莫西林与庆大霉素、卡那霉素、环丙沙星、培氟沙星等药物属于配伍禁忌，联用时不能放在同一个容器中。

阿莫西林并非必备药品

如今，越来越多的人，将阿莫西林作为家中的必备药品，成为治疗头疼脑热的特效药。事实上，阿莫西林属于广谱类抗生素，对很多致病菌有效，但必须在专业医生指导下使用，将其作为家庭常备药物自行服用既有盲目性，也有危险性。长期滥用就会导致恶性循环，除了容易出现过敏症状，对肝脏造成负担，严重的情况甚至无药可用。

为了防止严重过敏反应的发生，阿莫西林用药前必须详细询问过去病史，包括用药史、是否用过青霉素类药、有无易为患者忽略的反应症状，如胸闷、瘙痒、面部发麻、发热等，以及有无个人或家族有变态反应性过敏性疾病等。

使用阿莫西林前必须进行青霉素皮肤试验，阳性反应者禁用。临床上，阿莫西林的不良反应发生率约为 5%，多见荨麻疹、皮疹和哮喘等过敏反应，或者腹泻、恶心、呕吐等消化系统症状，还有贫血、惊厥、兴奋、焦虑、失眠和头晕等不良反应。在服用阿莫西林的过程中，如果出现上述不良反应，必须立刻停药。

孕妇和哺乳期妇女以及 3 个月以下儿童慎用，因为阿莫西林可经乳汁少量排出，哺乳母亲使用阿莫西林后，有可能致婴儿过敏。阿莫西林与避孕药合用时，可干扰避孕药的肠肝循环，从而降低其药效。还有研究认为，氯霉素、大环内酯类、磺胺类及四环素，有可能在体外干扰阿莫西林的抗菌作用。

阿莫西林口服制剂仅用于治疗轻中度感染。用药过量时，可采取支持治疗和对症治疗。用量上，口服时成人 1 次 0.5g，每 6~8 小时 1 次，每日剂量不超过 4g；小儿每日 20~40mg/kg，每 8 小时 1 次服用。治疗无并发症的急性尿路感染可予以单次口服本品 3g 即可，也可于 10~12 小时后再增加一次 3g 剂量。新生儿和早产儿一次口服 50mg，12 小时 1 次；感染严重者可每 8 小时 1 次。肌内注射或稀释后静脉滴注时，每次 0.5~1g，每日 3~4 次；小儿每日 50~100mg/kg，分 3~4 次静脉滴注。

一感冒就买阿莫西林吃其实就是滥用抗生素。实际上感冒大多是由病毒引起的，吃对付细菌的抗菌素并没有效果。只有在感冒继续发展，并发细菌感染之后，才可以使用抗菌素。

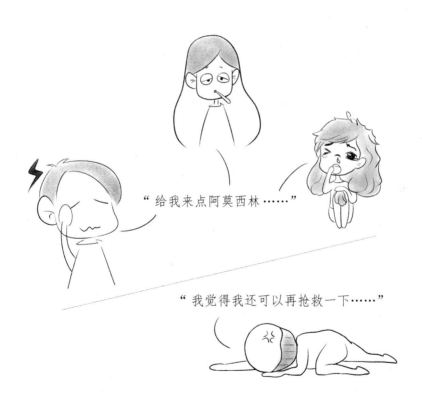

沙星："带刺"的抗菌"明星"

◎ 吴志　罗金财

郑女士平日里一遇上感冒发热，便习惯性地自行服用左氧氟沙星来缓解，效果一直不错。可前几天，她听说服用左氧氟沙星可能会引起视网膜剥离。这消息可把她吓坏了。

郑女士听到的传闻是否真实？这"带刺"的抗菌"明星"，能不能继续用呢？如果能用，又如何拔掉附着其上的"刺"呢？

跨越四代，叫好又叫座

南京军区福州总医院眼科中心主任、主任医生陈梅珠介绍，左氧氟沙星是一种氟喹诺酮类抗生素，常用于治疗呼吸道及泌尿生殖系统感染。氟喹诺酮类和喹诺酮类是一类的药物，前者只是在药物的分子结构上均有氟原子，增加了其抗菌谱和抗菌力。

喹诺酮类是一类较新的合成抗菌药，抗菌谱广，活性强，组织渗透性好，不易产生耐药性，对静止期和生长繁殖期细菌均有明显作用。它以细菌的脱氧核糖核酸（Deoxyribonucleic Acid，DNA）为靶，妨碍DNA回旋酶，进一步造成细菌DNA的不可逆损伤，达到抗菌效果。该类药物与许多抗菌药物间无交叉耐药性，是理想的抗菌药。

该类药物分为四代，第一代抗菌作用弱，只对大肠杆菌、痢疾杆菌、克雷伯杆菌、少部分变形杆菌有抗菌作用，已被淘汰。第二代抗菌谱也相对较窄，仅对革兰阴性菌有效，多用于泌尿道和消化道感染，吡哌酸是国内主要应用品种。第三代除对革兰阴性菌，如大肠杆菌、变形杆菌、伤寒杆菌、沙门菌属、志贺菌属的部分菌株等作用进一步增强外，对铜绿假单胞菌也有效，且抗菌谱扩大到金黄色葡萄球菌、肺炎链球菌、溶血性链球菌、肠球菌等革兰阳性球菌、衣原体、支原体、军团菌及结核杆菌，国内已生产诺氟沙星、氧氟沙星、培氟沙星、环丙沙星等。第四代在第三代的基础上，加强抗厌氧菌活性，抗菌谱进一步扩大，对部分厌氧菌、革兰阳性菌和铜绿假单胞菌的抗菌活性明显提高，并具有明显抗菌后效应。产品有加替沙星与莫西沙星等，不良反应更少，但价格较贵。

大部分喹诺酮类药口服吸收迅速而完全，药效相对较高。除诺氟沙星和环丙沙星外，其余药物的吸收率均达给药量的 80%~100%，可在肺、肝、肾、膀胱、前列腺、卵巢、输卵管和子宫内膜等，组织和体液中分布广泛，达到较高的药物有效浓度。

有些喹诺酮类药物在人体内已无法检测时，仍在 2~6 小时内对某些细菌有明显抑制作用，说明有明显抗菌长效性。同时，培氟沙星、氧氟沙星和环丙沙星可通过正常或炎症脑膜进入脑脊液达到有效治疗浓度。左氧氟沙星具有较强穿透性，可在细胞内达到有效治疗浓度。

"一票否决"并不科学

国外有研究报道说，在服用左氧氟沙星的患者中，出现视网膜剥离的危险比一般人高出 5 倍。

目前，在我国，该药在眼科临床上应用较广泛，常用于眼科手术前给药，预防术后感染，眼科患者还经常用到氟喹诺酮类滴眼液。

任何一种研究都会存在一些瑕疵。上例报道中，研究人员只是分析了患者处方情况，并不能确定患者是否服用喹诺酮类药物；正在服用的患者可能存在风险，但最近和以前曾服用该类抗生素的患者，与视网膜脱落风险无关。说明氟喹诺酮类药物致视网膜剥离的可能性属于急性毒性反应，需要进一步开展药物流行病学调查。

"一票否决"并不科学，每种药物都有不同程度的不良反应。喹诺酮类药物临床应用已经数十年，当然会发现许多相关性较低的不良反应。客观地说，喹诺酮类药物不良反应均较轻，能被大多数患者所耐受。最常见的不良反应有：味觉异常、食欲缺乏、恶心、呕吐、腹痛、腹泻及便秘等，常与剂量有关。大剂量或长期应用本类药物，才易致肝损伤。

同时，服用喹诺酮类药物，可能会有头晕、头痛、失眠、眩晕及情绪不安等，以失眠最多见。严重时可发生复视、色视、抽搐、神志改变等中枢神经和幻觉、幻视等精神症状，但极少见，通常在剂量过大、有精神病或癫痫病史等特殊情况下，才有可能偶见。与茶碱或非甾体抗炎镇痛药同用，可增加中枢的毒性反应。所以，有精神病或癫痫病史者不宜使用。还有研究发现，儿童用药后可出现关节疼痛和水肿，所以不宜用于儿童。药物可经乳汁分泌，孕妇也不宜使用。

此外，该类药物可能还会出现血管神经性水肿、皮肤瘙痒、皮疹等过敏症状，发生率在0.6%左右。偶见过敏性休克，个别出现光敏性皮炎，以服用洛美沙星最为多见。因此，用药期间应避免过度日光或人工紫外线照射。与茶碱或非甾体抗炎镇痛药同用，可增加中枢的毒性反应。

当然，这一研究结果也提醒了医生和患者都要警惕药物不良反应。服用喹诺酮类药物时应注意遵医嘱服用、空腹服用或进餐前至少1小时、餐后至少2小时服用。因为食药同服可能影响药物吸收。服后宜多进水以保持24小时排尿量在1200mL以上，出现不适后及时停药就医。肝功能、肾功能减退者，需权衡利弊后应用，并调整剂量。

常见六种抗菌"明星"

诺氟沙星

作为第一个氟喹诺酮类药物，对大多数革兰阴性杆菌的抗菌活性与氧氟沙星相似。口服易受食物影响，空腹比饭后服药的血药浓度高2~3倍。主要用于肠道和泌尿生殖道敏感菌感染，效果良好；对无并发症的急性淋病有效；治疗呼吸道、皮肤、软组织及眼等部位的感染，疗效一般。

环丙沙星

口服吸收较快，但不完全。针对革兰阴性杆菌的体外抗菌活性，该药是目前临床应用的氟喹诺酮类药物中较高的。主要用于治疗敏感菌引起的泌尿道、胃肠道、呼吸道、骨关节、腹腔及皮肤软组织等感染。常见胃肠道反应，也有神经系统症状，偶见变态反应、关节痛或一过性转氨酶升高。该药"挂瓶"用时，血管局部有刺激反应。

氧氟沙星

口服吸收迅速完全，突出特点是在脑脊液中浓度高。对革兰阳性菌作用比诺氟沙星强；对其他葡萄糖非发酵性革兰阴性菌的作用比诺氟沙星及庆大霉素强。主要用于敏感菌所致的泌尿道、呼吸道、胆道、皮肤软组织、耳鼻喉及眼部的感染。因有较好的抗结核杆菌活性，对已耐链霉素、异烟肼、对氨水杨酸钠（PAS）的结核杆菌仍有效，所以是治疗结核病的二线药物，与其他抗结核药合用时呈协同作用。不良反应少而轻，主要有胃肠道反应，偶见神经系统症状和转氨酶升高。

左氧氟沙星

抗菌活性比氧氟沙星强2倍，临床用量为氧氟沙星的一半，易制成注射剂。对葡萄球菌和链球菌的抗菌活性是环丙沙星的2~4倍，对厌氧菌的抗菌活性是环丙沙星的4倍。除对临床常见的革兰阳性和革兰阴性致病菌抗菌活性极强外，对支原体、衣原体及军团菌也有较强的杀灭作用。最突出的特点是不良反应远低于氧氟沙星，在目前氟喹诺酮类药物中不良反应也是较小的。

洛美沙星

口服吸收完全，70%以原形从尿排出，对繁殖期细菌和蛋白质合成抑制期细菌均显示迅速杀菌作用，并具有明显的抗菌后效应。对葡萄球菌具有较强抗菌活性，对衣原体、支原体、结核杆菌等也有作用。主要用于治疗敏感菌引起的呼吸道、泌尿道、消化道、皮肤、软组织和骨组织感染。不良反应主要是胃肠道反应、神经系统症状、变态反应等。在所有氟喹诺酮类药物中洛美沙星最易发生光敏反应，其发生率随用药时间延长而增高。

莫西沙星

1999年被批准用于临床，有文献称为第四代喹诺酮类药物。口服吸收率为90%，体内分布比环丙沙星广。对多数阳性和阴性菌、厌氧菌、结核杆菌、衣原体和支原体作用强；对肺炎链球菌、金黄色葡萄球菌、支原体和衣原体作用明显强于环丙沙星；对肺炎链球菌和金黄色葡萄球菌作用超过氧氟沙星。用于治疗呼吸道、泌尿道和皮肤软组织感染。不良反应少，至今未见严重过敏反应，几乎没有光敏反应。

他汀药物：控制胆固醇的撒手锏

◎ 胡大一

　　他汀类药物是目前临床上应用最多的降脂药物，"他汀"是音译名，学名是"β-羟基β-甲基戊二酰辅酶A还原酶抑制剂"，因其显著降低低密度脂蛋白胆固醇（LDL-C），轻度升高高密度脂蛋白胆固醇（HDL-C），是目前临床上降脂治疗的首选药物，也是防治冠心病的首选药物。

　　他汀类药物在冠心病防治上所起的作用，丝毫不亚于20世纪青霉素对感染性疾病治疗所引发的那场医学大革命；可以毫不夸张地说，他汀类药物的问世和应用是现代冠心病治疗史上的一个里程碑，它开创了冠心病防治的新纪元！原因如下：

　　首先，他汀类药物有明确的降胆固醇作用，疗效肯定。他汀类药物是目前已知最强的降低低密度脂蛋白胆固醇的药物，具有确切的防治冠心病和减少死亡的作用。

　　其次，他汀类药物功能多样。他汀类药物不仅仅是只具有降脂作用，还有降脂外作用，如抗炎，改善血管内皮功能，稳定或逆转动脉粥样斑块，使斑块不容易破裂形成血栓，减少心肌梗死、脑中风和冠心病的发生，因此医生对有些血脂正常的患者建议服用他汀类药物，这时候不是降脂，而是取其降脂外作用。

　　很多人都希望治病能一劳永逸。比如有的人希望通过在冠脉血管内安放支架，治疗血管狭窄，企图不用再服药物。在病房，很多冠心病患者问我，有没有一种神药吃了之后冠心病就好了。我告诉他们目前唯一一个证明可以控制动脉斑块进展或逆转斑块的药物只有他汀类药物。因为动脉粥样硬化是一个慢性的、多种因素长期作用于血管导致病变的过程，现在的医学还没有完全清楚它的发病机制，因此有些药物或医疗器械宣称可以治愈冠心病都是不可信的。

　　如果有冠心病，已经安了支架或做了搭桥，或者有糖尿病或高血压和吸烟，如果希望自己不再发生心绞痛，希望冠状动脉血管不再狭窄，目前最有效的预防药物就是他汀类药物。

并不是所有血脂异常的人都须用降脂药物。血脂异常最基础和最重要的治疗是改变生活方式，包括控制饮食和加强锻炼，减少肉类摄入，增加蔬菜水果摄入，多饮水，多运动，通过改变生活方式可以使胆固醇水平降低达 20% 左右。

对于已经诊断冠心病和（或）糖尿病的患者，无论胆固醇水平如何，都应立即开始使用他汀类药物治疗，将患者的 LDL-C 降至 2.0mmol/L 以下；对处于吸烟状态或有高血压、肥胖的患者，当 LDL-C 高于 3.3mmol/L 就应给予他汀类药物治疗，将患者的 LDL-C 降至 3mmol/L 以下。

对于年轻人，没有冠心病和高血压、糖尿病、吸烟等状况，血总胆固醇轻微升高并不需要药物治疗，只有当饮食运动控制至少一个月后未见效果，且血 LDL-C 超过 4.14mmol/L 时，才考虑服用降脂药物。

我们知道血脂异常是一个慢性疾病，其对动脉粥样硬化和冠心病的作用终身存在，且逐步加重。因此，对于已经有冠心病、糖尿病、脑中风、外周血管病或高血压合并一项或以上危险因素的患者（危险因素同前）降脂治疗应该长期坚持。比如一个高血压患者，再加上是男性，年龄大于 45 岁，就应该坚持服用他汀类药物。或者有高血压，再加上吸烟或肥胖，也应该坚持服用他汀类药物。

大量的临床研究结果表明，只有长时间的降脂治疗才能获得明显的好处，而且降脂治疗时间越长，获得的好处越大。所以，服用降脂药物其实并没有疗程的规定。达到降脂目标以后，还需要长期服药维持疗效。只要你能坚持，没有发现不良反应（包括肝酶或肌酶的升高分别 3 倍和 10 倍，或者有不能解释的肌痛或肌无力），就不要随意停止降脂治疗。但对于一个普通人，没有高血压、糖尿病或冠心病或脑中风或外周血管病，单纯血脂高，可以服用他汀类药物，血脂正常后维持 3 个月左右停药，但需继续控制饮食和体育锻炼，半年后复查血脂。如果血脂正常就这样控制即可；如果血脂升高，建议你坚持服用他汀类药物。

关于吃药，在百姓中常流传"是药三分毒，能不吃药就不吃，能少吃药就少吃"，这句话充分体现了大众对药物不良反应的担心。近年来，血脂异常与冠心病的密切关系受到重视，因而服用降脂药物成了目前的热门话题。如何看待他汀类药物的不良反应呢？需要了解其不良反应，但不能因噎废食。他汀类药物的主要不良反应之一是对肝脏和肌肉的损伤，但是发生率都非常低，尤其是肝酶异常，可能仅是他汀类药物降脂作用的体现，而不是肝损伤的标志，迄今为止全球没有1例肝衰竭的报道。研究显示，大约每1000例患者服用他汀类药物会有1例发生肝脏转氨酶升高（升高到正常值的3倍以上），并且与服用药物的剂量有关。服药剂量大，转氨酶升高的可能性也大；剂量小，转氨酶升高的可能性也要小些。在转氨酶升高的情况下，只要停药，通常在2~3个月之内，就可恢复到正常水平。

他汀类药物另一个不良反应是肌病。如果服用他汀后觉得肌肉疼痛、乏力，抽血化验血中"肌酸激酶"明显升高，比正常值增高10倍以上，就可以确诊肌病。不过，肌病十分罕见，在10000例单用他汀类降脂的患者中，只有1例可能发生。大多数患者发现症状后立即停药，肌病可得到有效控制。只有极个别患者未得到及时诊治才会发展成肾功能衰竭。

很多患者因为担心他汀类药物不良反应而停用或拒绝使用，这是非常不正确的做法，可能与很多人对药物不了解有关。国外他汀类药物使用率非常高，尤其是冠心病、糖尿病患者，多数患者坚持使用他汀类药物。这与国外医学界和政府近30年来坚持不断地推广胆固醇知识以及他汀类药物治疗理念有关。

总之，血脂异常与冠心病、脑卒中密切相关，尤其是胆固醇水平的高低决定着冠心病、脑卒中的发生风险，而他汀类药物是降低胆固醇最有效的药物，也是冠心病二级预防的基石药物。因此，读者在关注高血压、糖尿病的同时莫要忘记胆固醇，冠心病患者和糖尿病患者要坚持使用他汀类药物。

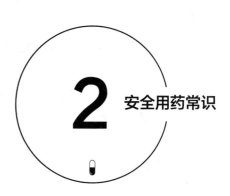

2 安全用药常识

带你走进不一样的"是药三分毒"

◎ 李广润

在我国，民间常有"是药三分毒"的说法。当需要吃药时，很多人会用这句话来警示身边的朋友"药品都有三分毒，怎么能随便吃呢"。这样的理解正确吗？

"是药三分毒"的理论渊源

在古代，人们习惯用"三"来表示多数。比如三思而后行、三缄其口。所以，古人常说"是药三分毒"，而不说"是药四分毒"或者"是药五分毒"。"是药三分毒"的观念已经深入人心，但是追溯其根源却无从查证，后人推测其理论出处在成书于两千多年前战国或者西汉时期的《黄帝内经》。

何谓"毒"？

"是药三分毒"中"毒"的含义有广义和狭义之分，与现代药理学中药物的"毒性"有较大差别。广义认为，第一，古人将药与毒并列，认为药即毒，毒即药，毒药是一切药物的总称。第二，古人认为"毒"指药物的"偏性"，常用药物来"以偏纠偏"和"以毒攻毒"。比如，利用中药的"寒热"偏性（也就是"毒"性）来祛除（或中和）人体内"热寒"病邪的偏性，即所谓"寒者热之，热者寒之"。第三，古人用"毒性"来表示药物作用的强弱。如内经《素问·五常政大论》将药物毒性分为"大毒""常毒""小毒"和"无毒"四类，而《中华人民共和国药典》则将含有毒性的中药分为"大毒""有毒"和"小毒"三类。

到了现代，人们对"是药三分毒"中"毒"的理解逐渐偏于狭义。现代药理学理论认为"毒"是指药物的不良反应。放在今天，"是药三分毒"这句话，可

以理解为凡是药物都具有不良反应。药物是把双刃剑，既能治病，亦能致病，都
会产生不良反应。但是，由于个体差异的原因，其发生的严重程度可能表现不一。

"不随便"而非"不能"吃药

源于对"是药三分毒"产生的恐惧感，有些人生病后不敢吃药，选择拖延的
方法，让身体自我调整，这往往会耽误治疗时机，小病拖成大病，最后不得不住
院治疗。"是药三分毒"不是告诉我们药物有"毒"就"不能"吃药，而是"不随
便"吃药。科学选择和服用药物，不随便吃药，亦可有效避免或减少药物不良反
应的发生。这些方法有助于预防药物不良反应：

患者就诊时，需要主动告诉医生自己对哪些药物成分过敏，以避免开具含此
类药物成分的药物。还有些药物的不良反应，对某些职业的人影响较大。如大多
数感冒药物都含有马来酸氯苯那敏，也叫扑尔敏，这是一种抗组胺成分，含有这
种药物成分的抗感冒药在服用后易出现头痛、眩晕、疲劳、耳鸣、紧张或焦虑、警
觉性下降、注意力分散，甚至思维混乱、困倦嗜睡等症状。司机朋友应尽量避免
服用含此类成分的抗感冒药。此外，还应合理安排服药时间，如有胃肠道不良反
应的药物应尽量在饭后半小时后服用。

很多患者患有不止一种疾病，有些人甚至需要服用七八种以上的药物。大多
数药物需经肝药酶的代谢，药物同时服用往往会发生相互作用，提高不良反应的
发生率。所以，除非医生特殊交代需同服的药物外，其他药品应尽量单独服用，
西药和中药间尽量间隔半小时以上。

吃药前，必须看药品说明书，了解药品发生不良反应的症状。对说明书中不
良反应较多，注意事项较多的药品，吃药时应严格按照医生的治疗方案服药，并
注意观察。一般来说，大多数药物的不良反应，人体可耐受，用药一段时间后，
机体会适应，症状会自然减轻。如身体耐受不了，应立即停药，去医院寻求医生
或者药师的指导。

"丙球"不是保健品

◎ 方健

有一位妈妈咨询："我家宝宝经常感冒,能否注射丙种球蛋白(简称"丙球")来增强抵抗力?"很多人都有这样的疑问,他们希望通过免疫增强剂来增强免疫力,不轻易生病。事实是这样吗?

丙种球蛋白:主要成分是"抗体"

丙种球蛋白是比较特殊的药物,因为它是一种血液制品,必须从健康人血浆中提取生产,它的别名还有:免疫血清球蛋白、普通免疫球蛋白、人血丙种球蛋白和静脉注射用人免疫球蛋白,其中静脉注射用人免疫球蛋白才是化学名,如果医生开具处方,不可以书写"丙种球蛋白",必须写"静脉注射用人免疫球蛋白"才算规范。

人体血浆中天然存在丙种球蛋白,其中大部分具有"抗体"活性。所谓"抗体",我们可以将其看做专门对付细菌或病毒等外来病原体的蛋白质,其重要性不言而喻。很多人提倡感冒了不吃药,说靠自身抵抗力对付病毒感染,后来还真的康复了,其中就有自身的"抗体"发挥作用了。给人体静滴注射丙种球蛋白,其实就是将抗体直接补充到人体内,使之进入较强的免疫状态,一旦细菌或病毒入侵,这些抗体就直接参与到与"敌对分子"的战斗中,最终杀死细菌或病毒。

"丙球"的使用有严格适应证,不是保健品

正由于丙种球蛋白富含"抗体",具有免疫功能,在一些重症感染疾病和自身免疫性相关疾病中发挥作用,目前它用于下列疾病的治疗:

原发性免疫球蛋白缺乏症，如 X 连锁低免疫球蛋白血症，常见变异性免疫缺陷病，免疫球蛋白 G 亚型缺陷病等。

继发性免疫球蛋白缺陷病，如重症感染、新生儿败血症等。

自身免疫性疾病，如原发性血小板减少性紫癜、川崎病、部分神经免疫性疾病如急性格林巴利综合征（以进行性、对称性和弛缓性肢体瘫痪为特征），值得一提的是，丙种球蛋白除了具有免疫调节作用，还能促进受病毒感染的神经细胞再生。

尽管丙种球蛋白可以用于上述多种疾病的治疗，但必须警惕的是，丙种球蛋白是血制品，不能完全排除血液污染的可能，临床也陆续有过因注射丙种球蛋白而感染丙肝的病例报道，从控制传染角度来说，丙种球蛋白不可以当成保健品广泛普遍运用，需要严格按上述适应证凭处方用药。另外从经济角度分析，丙种球蛋白价格较为昂贵，而提供的免疫增强效应却只是短暂的，这是由于它的半衰期为 16~24 天，一个月后体内即已代谢清除，往往需要再次补充。

滥用丙种球蛋白的危害

家长把丙种球蛋白当作保健品给孩子增强免疫力，会有什么危害？对于一般的儿童，轻微的感冒、细菌或病毒感染性疾病会使得自身体内产生抗体，相应地给予抗感染或抗病毒药物治疗即可治愈，每一次这样的疾病，体内的免疫系统由于抗体的产生反而更加强大，如果总是通过丙球预防感冒或其他疾病，儿童自身免疫系统反而失去锻炼机会，导致自身免疫调节功能紊乱甚至免疫力下降，最终会更加容易生病。

再者如上文提到的，作为血液制品，丙球还是有传播丙肝病毒的可能，尽管概率非常小。另外，输注丙球速度过快时容易发生发热、寒战、皮疹、恶心、头痛、胸闷等过敏反应，有时注射后几天还会发生上述不适症状。

最后，对于文章开始那位妈妈的咨询，答案是最清楚不过了：正常的婴幼儿应用免疫增强剂只有害处并没有益处。

帮您解读药品外包装

◎ 张洪军

认识药品的商品名及通用名

药品的通用名是国家药典或药品标准采用的法定名称。它的特点是通用性，即不论何处生产的同种药品都可用的名称。药品的商品名则是不同药厂生产的同一药品可以起的不同的名称，具有专署性，受到法律的保护。由于同一种药物在不同药厂生产往往具有不同的商品名，如常用感冒药复方氨酚烷胺有感叹号、快克、感康等多种商品名。一药多名易造成重复用药，给患者带来很多不良反应，甚至危及生命。选药时认准通用名，则可避免用药重复。

识别处方药与非处方药

处方药是指需经过医生处方才能从药房或药店得到并要在医生监控或指导下使用的药物。非处方药（OTC）是指那些消费者不需要持有医生处方就可直接从药房或药店购买的药物。相对处方药来说，非处方药的特点是应用安全、疗效确切、质量稳定、使用方便，因此可以按说明书使用或在药师指导下购买和使用。

关注药品贮存条件及有效期

药品有效期是指药品被批准的使用期限，其含义为药品在一定储存条件下，能够保证质量的期限。人们在购买或使用药品时要关注药品的有效期，如有效期至2017年6月，说明该药品到2017年7月1日即开始失效，失效药品切不可使用。

另外，药品必须按要求在适当温湿度等条件下储存，否则，有效期内的药品也可能失效。

认真检查包装完整

在药品零售、医务人员临床用药及百姓购药、用药时，一定要注意认真检查好药品的包装完整情况，检查该药品的包装与说明书、标签是否符合要求。为了经营销售和购买使用的药品安全有效，一定要正确辨认药品的包装标志。国家对药品包装标签说明书有如下规定：一般药品包装分为内包装和外包装；药品包装标签内容对产品表述应准确无误、应安全合理用词，不得印有各种不适当的宣传产品文字；药品的商品名是经过国家药监局批准后方可在包装和标签上使用的，商品名不得与通用名连写，应分行书写；同一生产企业、同一药品的相同规格品种，其包装标签的格式及颜色必须一致，不得使用不同商标；药品的最小包装必须附有规定印制的标签和说明书。

特殊药品注明规定

对于特殊药品，如麻醉药品、精神药品、医疗用毒性药品、放射性药品，以及外用药品、非处方药品的包装标签上应在醒目的位置上注明规定标志。对储存有特殊要求的药品亦应注明。进口药品包装、标签上应注明"进口药品注册证号"或"医药产品注册证号""生产企业名称"等。凡是进口药品的包装标签所用的文字必须为中文，民族药可以加注民族文字，药品的包装可用条形码和外文对照，专利产品可标明专利标记和专利号。

吃这些药时多喝水

◎ 赵成龙

在大多数人看来，吃药时喝水就是为了更容易咽下药片。但实际上，吃有些药的时候，多喝水不但能减轻药物不良反应，还能增加药效。

平喘药

服用茶碱、二羟丙茶碱等，由于其具有利尿作用，使尿量增多而易致脱水，出现口干、多尿或心悸；同时哮喘者又往往伴有血容量低下。因此，宜注意适量补充液体，多喝白开水。

利胆药

利胆药能促进胆汁分泌和排出，有助于排出胆道内的泥沙样结石和胆结石术后少量的残留结石。但利胆药中苯丙醇、羟甲香豆素、去氢胆酸和熊去氧胆酸服后可引起胆汁的过度分泌和腹泻。因此，服用期间应尽量多喝水，以避免过度腹泻而脱水。

蛋白酶抑制剂

在艾滋病联合治疗中，蛋白酶抑制剂中的雷托那韦、茚地那韦、奈非那韦、安普那韦、洛匹那韦等，多数可形成尿道结石或肾结石。所以在治疗期间一日需饮水 2000mL 以上以避免结石的出现。

双膦酸盐

双膦酸盐对食管有刺激性，其中阿伦膦酸钠、羟乙膦酸钠、丙氨膦酸二钠、氯屈膦酸钠用于治疗高钙血症时，可致电解质紊乱和水丢失，故应注意补充液体，使一日尿量达 2000mL 以上。同时嘱咐患者口服此类药物后不宜立即平卧，需保持上身直立 30 分钟。

抗痛风药

应用排尿酸药苯溴马隆、丙磺舒、别嘌醇时应多饮水，使一日尿量在 2000mL 以上，同时应碱化尿液，以防止尿酸排出过程中在泌尿道沉积形成结石。

抗尿结石药

服用中成药排石汤、排石冲剂或西药消石素、消石灵后，都宜多饮水，保持一日尿量在 3000mL 左右，以冲洗尿道，减少尿盐沉淀的机会。

电解质

口服补液盐粉、补液盐 2 号粉，每袋加 500~1000mL 凉开水，溶解后服下。

磺胺类药

主要由肾排泄，在尿液中的浓度高，可形成结晶性沉淀，易发生尿路刺激和阻塞现象，出现结晶尿、血尿、尿痛和尿闭等。在服用磺胺嘧啶、磺胺甲噁唑和复方磺胺甲噁唑（复方新诺明）后宜大量饮水，以尿液冲走结晶，也可加服碳酸氢钠（小苏打）以碱化尿液，促使结晶的溶解度提高，以减少析晶对尿道的损伤。

氨基苷类抗生素

链霉素、庆大霉素、卡那霉素、阿米卡星对肾脏的毒性大，虽在肠道不吸收或吸收甚微，但多数在肾脏经肾小球过滤，尿液中浓度高，浓度越高对肾小管的损害越大，应多喝水以稀释并加快药物排泄。

动物抓咬伤不宜用创可贴

◎ 陈向齐

创可贴，是人们家庭中常见的必备品之一，因其可以止血保护创口，且使用起来方便快捷。然而，创可贴使用不当一样会对伤口造成损伤，南京军区福州总医院皮肤科副主任医生陈向齐提醒说，创可贴的使用时间最好别超过两天，而且并非所有创口都适合使用创可贴。

使用时间不宜过长

几天前，家住福州市凤会小区的刘晓芳大妈切菜时不小心割破了手指头，便用创可贴包扎起来。几天时间过去了，刘大妈觉得包着更有利伤口愈合，一直没更换下来。然而，就在第四天时，她感觉手上的伤口奇痒难耐，而且周围的皮肤都发白、变软且水肿起来了，这可把她吓坏了，她赶忙撕开创可贴一看，伤口不但没好，反而发炎溃烂了，最后不得不去医院打点滴消炎治疗。

创可贴，又名"止血膏布"，具有止血、护创作用。它是由一条长形的胶布，中间附以一小块浸过药物的纱条构成。由于它的结构所限，创可贴一般只能用于小块创伤的应急治疗，从而起到暂时止血、保护创面的作用。

"应该注意，使用创可贴的时间不宜过长。"陈向齐指出，如果过久地使用它，创可贴外层的胶布不透空气，便会使伤口和伤口周围的皮肤发白、变软，导致继发感染。

还有的人喜欢把创可贴紧紧地缠在创口上，觉得这样可以让创可贴的药性更直接对准伤口，防止外界感染物进入。实际上，如果创可贴缠得太紧，会使创口处的血液循环受限，可能会导致手指和足趾发生缺血性坏死的情况。

动物抓咬伤等不宜用

生活中有很多人无论是划伤、烧伤还是被开水烫伤了都会习惯性地拿出创可贴贴上。

创可贴固然有其好处，但它只适用于出血不多、创面较小且不需要缝合等情况，实际生活中有些创口是不适合用创可贴的。例如疖肿、烫伤、化脓感染和各种皮肤疾病或者伤口有异物等情况，不宜使用创可贴；遇到失血多、创面大的伤口时也不适合再用创可贴。

另外，动物咬伤、抓伤的创口，毒虫造成的创口等也不适合用创可贴。有时生活里我们遇到一些轻微的擦伤，只要涂一些碘酒进行消毒即可起到预防感染的作用，也不需要使用创可贴。

在适合使用创可贴的前提下，检查一下创口处是否有污泥等污染物，如有不洁物，需用生理盐水将伤口清洗、擦干、涂上碘甘油，然后再贴上创可贴，且要贴成螺旋状。使用一段时间后要及时更换创可贴，尤其是在炎热的季节，要是发现伤口处有溃烂，要及时到医院治疗。

服镇痛药八大注意

◎ 苏新民

58岁的王女士反复头痛了20年，她养成了服用"去痛片"的习惯。然而"去痛片"不但没有根除她的烦恼，反而使她服用的剂量越来越大，由最初每天吃1片就管用，到最近一年每天2~3次、每次2~3片才能稍稍缓解疼痛，而且吃完药后还出现了呕吐、耳鸣等症状。

疼痛是人们生活中经常遭遇的症状，如关节痛、肌肉痛、头痛、牙痛、腰痛……镇痛药使人们对疼痛的感觉大大减轻，因此，各种镇痛药就成为家庭药箱必备的药品。其实这样做具有很大的危险性。镇痛药是把双刃剑，合理使用可起到减轻疼痛的作用，但如果使用不当，则会对人体健康造成严重损伤。

镇痛药的种类

镇痛药大体可分为三类：

（1）非甾体抗炎镇痛药。以阿司匹林为代表，如布洛芬、消炎痛、扑热息痛、罗非昔布、塞来昔布等。非甾体类抗炎镇痛药使用广泛、疗效确切，用于一般常见的疼痛，不具有成瘾性。但如果使用不当，也会对人体健康造成损伤。临床上报告的不良反应，大多是这一类镇痛药造成的。

（2）中枢性镇痛药。以曲马多为代表，是人工合成的中枢性镇痛药，属于二类精神药品，被列为非麻醉性镇痛药。曲马多的镇痛作用比一般的解热镇痛药要强，但又不及麻醉镇痛药，其镇痛效果为麻醉镇痛药代表性药物——吗啡的1/10。主要用于中等程度的各种急性疼痛及手术后疼痛等。

（3）麻醉性镇痛药。以吗啡、哌替啶等阿片类药为代表。这类药物镇痛作用很强，但长期使用会成瘾。国家对这类药物有严格的管理制度，不能随便使用，主要用于晚期癌症患者。除上述三类镇痛药外，还有其他一些镇痛药，如中药复方镇痛药，肠痉挛腹部疼痛使用的山莨菪碱等。

滥用镇痛药的危害

长期地、超剂量地或不严格掌握使用指征而不合理地使用镇痛药，可能产生各种药物不良反应甚至严重危害：

（1）掩盖病情。如果在未经医生诊治之前滥用镇痛药，虽然暂时疼痛的感觉可以减轻，但有可能掩盖疾病特有的症状，给医生诊断带来困难而贻误病情。

（2）容易成瘾。一些镇痛药尤其是高效镇痛药，长期应用成瘾，即对此种药物产生依赖性。尤其应注意的是以曲马多为代表的中枢性镇痛药，以二类精神药品上市，在临床上广泛使用，普遍认为很安全。但近几年来临床研究证明，不合理使用也会成瘾，因此，在使用时应予注意。

（3）引起过敏反应。许多镇痛药可引起哮喘、荨麻疹、过敏性鼻炎等，特异体质者可出现血管神经性水肿等过敏反应。

（4）损伤造血系统。一些镇痛药长期或过量服用，可对造血系统及白细胞造成损伤，引起粒细胞减少、再生障碍性贫血、凝血障碍等疾病。

（5）胃肠不适。几乎所有非甾体抗炎药说明书中，最先提示的不良反应都是上腹不适、恶心、饱胀、嗳气、食欲缺乏等。严重时可能发生胃出血。

（6）引起中毒性肝炎。在治疗剂量下，能导致10%的患者出现肝脏轻度受损，长期或大量服用扑热息痛可影响肝功能，引起中毒性肝炎。

（7）导致肾功能不全和间质性肾炎。长期或大量服用含有非那西丁的解热镇痛合剂，可引起肾乳头坏死及肾间质炎性改变性肾病。近年来，国内外有许多因服用镇痛药发生肾毒性作用的报道，其中主要是镇痛药抑制了前列腺素合成，导致肾功能不全和间质性肾炎。

（8）神经系统不良反应。可出现头痛、头晕、耳鸣、耳聋、弱视、嗜睡、失眠、感觉异常、麻木等。有些症状不常见，如多动、兴奋、幻觉、震颤等，发生率一般小于5%。

（9）妊娠期的不良反应。非甾体抗炎镇痛药被认为是诱发妊娠期急性脂肪肝的潜在因素；孕妇服用阿司匹林可导致产前、产后和分娩时出血；吲哚美辛可能会引起某些胎儿短肢畸形、阴茎发育不全。

（10）其他。一些镇痛药长期服用可诱发肾乳头癌、肾盂癌、膀胱癌等；非甾体抗炎镇痛药能明显干扰血压，使平均动脉压上升；长期服用镇痛药可致听力下降。

服用镇痛药应注意的问题

同任何事物一样，镇痛药也具有其两面性，既可治病，也可致病，是一把双刃剑。让患者了解更多不良反应信息，为的是选择更适合自身的药物，而不是因噎废食放弃必要的治疗。只要全社会都来共同关注用药安全问题，就可以避免和减少药物不良反应的危害，筑起一道安全用药的屏障。

不要自行服用

有疼痛不适症状时，不要自己到药店买药服用，要到医院进行检查，既可以增强用药的针对性，又能避免掩盖真正的病症而耽误治疗。有人认为中药镇痛药比较安全，没有不良反应。其实中药也有不良反应，一些复方中药镇痛剂中含有的如关木通等，容易引起肝、肾的损伤，在使用中也要谨慎。

选用有先后

针对疼痛部位、疼痛性质、疼痛强度，正确选用镇痛药。一般首先使用非阿片类药物，如果所用药物剂量及用法不能达到镇痛效果，可加用弱阿片类药物，如果二者合用后仍不能镇痛，则可以使用强阿片类药物。

服用时间不宜太长

长期反复使用同一种镇痛药物会产生耐药性，不应依靠增加剂量实现镇痛效果，应及时改用其他化学结构类型的镇痛药物代替。需要长期用药时，应在医生指导下使用，用药过程中注意观察可能出现的各系统、器官和组织的损伤。

不要随意加大剂量

镇痛药也有"封顶效应"，在规定的服用量内若药物不能缓解症状，加大药量不但不能缓解症状，还会增加对人体的不良反应。如果在规定剂量内疼痛没有缓解，可以加服另外的镇痛药，两种及以上的镇痛药同时服用不仅能降低药物的不良反应，还能增强药效。需要注意的是，不能同时服用两种同类的镇痛药，这可根据说明书中的"作用类别"判断：如同阿司匹林属于乙酰水杨酸，就不能和其他乙酰水杨酸类药物一起服用。

不要饮酒

酒精可以增加镇痛药物的毒性，加重对胃肠道黏膜的刺激，哪怕是常规剂量也可引起肝脏及肾脏的损伤。不宜与抗凝药（如华法林）合用，因为可能增加出血的危险。

饭后服用

尤其是阿司匹林类的消炎镇痛药，要在饭后服用，避免引起消化不良，胃部不适甚至胃出血。

严格遵照医嘱或按照说明书服药

在使用非处方品种时，应该仔细阅读药物说明书，严格按照药品说明书的使用剂量和疗程用药。若是处方药则要严格遵照医嘱服用。有些患者为了快点缓解疼痛症状而超剂量服用镇痛药，这样会增加不良反应的机会。在不能确定用药剂量是否合适时，要向临床医生、药师进行咨询。

禁服或慎服镇痛药情况

神经病理性疼痛，包括带状疱疹后神经痛、糖尿病外周神经痛、坐骨神经痛、三叉神经痛等，它们是由神经损伤或躯体感觉系统发生障碍引起的而非"炎症"，因此布洛芬等"抗炎药"无法缓解这种疼痛；活动性消化性溃疡和近期胃肠道出血者；对阿司匹林或其他非甾体类药物过敏者；肝功能不全者；肾功能不全者；严重高血压和充血性心力衰竭患者；血细胞减少者和妊娠和哺乳期妇女。

谨防药物中毒性耳聋

◎ 赵守琴

一旦听力丧失，即使停止用药也难以恢复。因此使用耳毒性药物时请注意，一定要密切观察耳鸣、眩晕等早期症状，一旦发现应及早停药。

什么是药物中毒性耳聋？

许多药物或化学制剂具有耳毒性，由这些药物或化学制剂所导致的听力损失，称为药物中毒性耳聋。药物性耳聋被破坏的不是外耳和中耳的声音传导系统（不是传导性耳聋），而是感知声音最重要又最脆弱的部位耳蜗毛细胞遭到药毒损伤。毛细胞是听觉神经的末梢感受器。耳毒性药物专门伤害毛细胞，让人感受不到外界的声音。这种耳聋属于"感音神经性耳聋"。

耳毒性药物都有哪些？

耳毒性药物是指有可能造成内耳结构性损伤的药物。

1999 年，卫生部（现已改为卫计委）颁布了《常用耳毒性药物临床使用规范》，包括链霉素、庆大霉素、卡那霉素、新霉素、阿司匹林、红霉素等 30 种药物。按规定孕妇及 6 岁以下的婴幼儿严禁使用耳毒性抗生素。

耳毒性药物的滥用会导致临时或者永久的听力缺失，也会对已有的感音性听觉缺失造成更大伤害。那么，在我们平时所使用的药物中，都有哪些药物具有耳毒性呢？

常见的耳毒性药物有：①氨基苷类抗生素：链霉素、庆大霉素、卡那霉素、新霉素、妥布霉素等；②非氨基苷类抗生素：万古霉素、红霉素、多粘菌素 B、氯霉素等；③某些抗肿瘤药：争光霉素、长春新碱、顺铂等；④髓袢利尿剂：速尿（呋塞米）、利尿酸等；⑤解热镇痛药：水杨酸制剂等；⑥抗疟疾药：奎宁、氯喹等。

抗生素的三种耳毒反应

引起耳聋的药大多是抗生素类的药物。耳毒性抗生素具有三个隐蔽性特点：迟发性、渐进性和过敏性。

迟发性耳毒反应：如庆大霉素、链霉素等药物引起的听力损伤，首先发生在内耳高频区（约 8000Hz），使高音听力下降，一般不易被人察觉。待用药数月或停药一年后，毒性扩展至低频区，患者听话发生困难。这在医学上称为"迟发性耳毒反应"，以婴幼儿与老年人最为多见。

渐进性耳毒反应：如新霉素、卡那霉素等药物，即使停止使用，它们在体内也已完全分解、排泄，但由药物引起的内耳毛细胞的退化及听神经细胞的变性萎缩，却仍在继续进行，直至听力完全丧失。此称"渐进性耳毒反应"。

过敏性耳毒反应：再如一位患者在注射了半支链霉素后，就立即发生了剧烈的眩晕、耳鸣，继而听力迅速下降、恶心，出现耳聋等症状。这类患者多有家族性对这类药物敏感史。此谓"过敏性耳毒反应"。

氨基糖苷类抗生素为何易致聋？

在我国的聋哑儿中，因滥用抗生素造成中毒性耳聋的患儿人数众多，每年还以一定的速度递增。在耳毒性药物引起的耳聋中，以氨基糖苷类抗生素中毒性耳聋最为常见，也最为明确。

除了人们所熟知的链霉素以外，临床上常用的氨基糖苷类抗生素还有卡那霉素、核糖霉素、庆大霉素、妥布霉素等近 20 种。且氨基糖苷类抗生素与强利尿药联用时，还会使氨基糖苷类抗生素的耳毒性加强，导致严重暂时性或永久性耳聋。

那么，氨基糖苷类抗生素中毒都与哪些因素有关？

- 用药剂量：中毒与剂量密切相关，剂量越大，耳中毒程度越重；
- 给药途径：全身用药（肌肉或静脉）较局部用药（鼓室）更易引起内耳中毒；
- 肾功能状况：氨基糖苷类药物经肾脏排泄，当肾功能不良时，更易中毒；
- 药物可经胎盘进入胎儿血循环，因此，母孕期应用氨基糖苷类药物，会导致胎儿耳聋；
- 噪声、振动、饥饿、糖尿病等加重中毒。因此，当患者处于噪声环境下、饥饿状态或者合并全身疾病时应用耳毒性药物后，其中毒程度会加重；
- 某些个体或家族对此药有高敏感性，即使是很小的剂量，也可能引起耳中毒；
- 年龄因素，例如婴幼儿和老年人易感，很小的剂量也可能导致耳聋。

药物中毒性耳聋有何表现？

药物中毒性耳聋的临床表现为：患者在应用耳毒性药物（可以小剂量，也可能是长期应用）后出现耳鸣（它可能比听力下降出现得更早）、听力下降，甚至出现眩晕等症状，且听力下降是双侧对称性的。我们可以依据患者用药史，双耳耳聋病史，纯音听力图显示双耳对称性感音神经性聋的特征，以及伴随的耳鸣或眩晕等症状进行诊断。

药物中毒性耳聋的防治

药物中毒性耳聋一旦发生，是不可逆的，很难用药物治愈，因此，预防至关重要。我们可以通过以下几点措施来进行预防。

避免滥用抗生素

如今，耳毒性药物被滥用的现象仍十分普遍。比如不是由耳鼻喉科专科医生用药，或是小门诊开药等，都很容易造成药物滥用的情况。对于耳毒性药物，除非绝对必需，应避免使用。需要使用时剂量必须个体化，并采取一定的保护措施。对婴幼儿、孕妇、老年人、肝肾功能不全患者，以及原有感音神经性耳聋者应慎用或适当减小剂量，对有遗传性耳聋家族史的患者应慎用或不用。

建议家长在医院给孩子用药时，一定要查看药品说明书，问清是否是氨基糖苷类抗生素，慎重用药。避免随便使用抗生素，必须用时，剂量宜小，疗程宜短，尽量不要静脉给药，避免联合用药。此外，孕妇应禁用耳毒性药物，这类药对胎儿有明显的不良反应。若服用了耳毒性抗生素，药物可能会通过胎盘进入胎儿内耳，造成听神经的损伤，导致孩子先天药物性耳聋。要慎用耳毒性药物，尤其是有家族易感性的人群，更应该严格禁用耳毒性药物。有些药有明显的家族易感性，用药量与中毒程度极不相称，少量用药即可导致不可逆的重度耳聋。

观察用药后早期反应

注意观察用药后的反应，如出现耳胀满感、耳鸣、眩晕、口角麻木、平衡失调、听力下降等症状时要及时停药。避免同时或先后应用多种有耳毒性作用的药物。

由于药物的耳毒性存在个体差异，有些中毒症状不是用药后立即就能表现出来的。有些人几天后出现耳鸣等问题，有些人几个月后才出现症状。临床上，耳聋多在用药后1~2周出现，并会逐渐加重。因此，用药后如果出现耳鸣等症状，应立即停药。应特别提醒的是，对于儿童来说，特别是幼儿，由于不会诉说或表达不准确，早期的症状不太容易识别。有时孩子不哭不闹，反而变得安静，具有很大的隐蔽性。

服用神经营养药

用抗生素期间，同时服用神经营养药，如维生素B、维生素C及硫酸软骨素等，促使感觉细胞利用多种营养物质进行新陈代谢，以起到保护内耳、预防药物中毒的作用。早期轻度中毒者，听力多可恢复。

一旦发病尽快停用药物

对于已经发生的药物中毒性耳聋，一旦发病应尽快停用耳毒性药物；早期可应用糖皮质激素、营养神经药物以及改善微循环药物治疗。必要时可加用激素，治疗可持续2~3个月。同时要进行积极的听力和语言训练，力争使轻中度患者的听力恢复或好转，将危害降至最低程度。对于晚期患者，可依据耳聋程度选择佩戴助听器，振动声桥植入，或者人工耳蜗植入等手段。

如何理解"肝肾功能不全者慎用"

◎ 罗志

细心的患者在用药时常会留意到一些药品的说明书上写着这么一句话:"肝肾功能不全者慎用"。尤其是有些慢性疾病患者,对用药期间医生开出的肝、肾功能化验单颇不以为然,认为多此一举。殊不知,肝、肾等器官在药物代谢过程中担当着"重任",极易受到药物的损伤,如果不当用药,甚至可能会产生比不用药还严重的后果。

药品说明为何要注明"肝肾功能不全者慎用"?

肝脏、肾脏是人体分解、代谢和排泄药物的主要器官,号称"人体化工厂""人体清洁站"。水溶性、相对分子质量小的药物,可直接经肾脏由尿液排出体外。而那些脂溶性、相对分子质量大的,则必须在肝脏分解、转化为水溶性代谢物,使相对分子质量大的变为相对分子质量小的物质,再经肾脏由尿液或随胆汁经肠道排出体外。肾脏在对药物的摄取、转运、蓄积和排出过程中,也密切接触药物分子,正因为肝、肾承担着如此重任,才极易受到药物的损伤。这就是许多药品都注明"肝肾功能不全者慎用"的原因,一些药物在用药过程中对患者进行肝、肾功能检查也是十分必要的。

滥用药物是导致药物性肝损伤的罪魁祸首

研究发现,许多药物导致的肝肾损伤都是由于不良的用药习惯所致。

过量、过频等滥用药物的行为,会导致体内药物浓度过高,甚至在肾脏内发生结晶、免疫复合物沉积等,从而影响肾功能。如易引起肾毒性的药物链霉素、灰黄霉素等，如过量使用容易出现尿量变化较大，如少尿、无尿或尿量增加，患者出现水肿、高血压、高血钾，化验可有血清尿素氮、肌酐异常升高等药物性肾损伤症状。由此可见，滥用药物是导致药物性肝肾损伤的罪魁祸首。

特殊人群更易发生药物导致的肝肾损伤

妊娠、有肝病史、长期酗酒者、老人、儿童或极少数特殊体质人群是药物性肝损伤的易发人群，该人群在用药期间容易诱发较为严重的肝损伤，且绝大多数患者无明显症状，仅发现转氨酶升高等部分指标异常。所以该人群在用药时，最好每两星期至一个月查一次肝功能、尿常规，防患于未然。

怎样避免发生药物性肝肾功能损伤？

避免过量、过频等滥用药物的行为，不随意增加剂量、延长疗程或不规则用药是避免发生药物性肝肾损伤的最好防范措施。此外，还有极其重要的一条便是"谨遵医嘱"。

为了避免或减少发生药物性肝、肾损伤，首先应做到医患之间的密切配合，患者应将自己的有关病史、药物过敏史告诉医生。在用药过程中应定期检查肝、肾功能，同时细致观察自己原有疾病的症状有无变化。患有慢性疾病需长期使用经肝脏代谢的药物者，应注意适时更换品种，因为体内药物代谢酶的耗竭可使药物大量蓄积而产生毒性。

值得一提的是，一些所谓的"保肝药物"名不副实，切莫盲目使用。

网上购药如何去伪存真

◎ 张继春

网上的药品商务信息和买卖是时代的一种进步，但是目前我国各种制度和监督还不健全。百姓在体验网上购药的便捷服务时，也应当时刻提醒自己：很多虚假的药品广告和药品信息也通过搜索引擎充斥互联网，对百姓用药安全构成了风险。消费者一定要提高自我保护意识，务必在药品监管部门批准的正规网站上购买药品。

那如何识别正规网站呢？要仔细查看网站是否具有相应的资质和证书。我国药监局 2005 年发布的《互联网药品交易服务审批暂行规定》中明确指出：在我国从事互联网药品交易服务的网站，需持有《互联网药品交易服务资格证书》。目前很多网站其实只持有《互联网药品信息服务资格证书》，这样是不能开办网上药店的。经过国家药监部门和信息电信部门审批的网络药店，都必须在取得《互联网药品信息服务资格证书》三个月后，申办《互联网药品交易服务机构资格证书》，未取得《互联网药品交易服务机构资格证书》的企业不得开展互联网药品交易业务。"合法售药网站在其网站首页显著位置标明有相关部门颁发的《互联网药品交易服务机构资格证书》的编号"，另外，"互联网药品交易服务机构资格证书有效期五年"。

如何判断证书的真伪？

建议大家可直接登录国家食品药品监督管理局官方网站（网址：http://app1.sfda.gov.cn/datasearch/face3/dir.html "其他"项目中的"互联网药品交易服务"）进行查询。经营性网站在网页末还应有当地药监部门和工商行政管理部门的备案信息。如果没有标注，那多为非法药品网站。消费者应当机立断，不能和其交易。

心存侥幸心理，是万万不可取的。

建议大家在网上购买药品时留意以下几点：

（1）咨询药师。药品属于特殊商品，如果您对所购药品有疑惑，还需要求助于专业人员。目前网上药店一般都配有专门的咨询药师，您可以通过在线咨询专业药师获取有关购药和用药的知识。

（2）网上只能选购非处方药（OTC）。根据相关规定，目前国内网络药店只能向消费者销售非处方药，应该说，这是保证网络药品交易安全问题的最有力措施。如患者需要处方药时，还是要到医院请医生诊查后开处方，然后持处方到医院药房或合法的社会药店取药。

（3）注意所购药品是否缺货。由于是网络购药平台，商家未必备足每一种您选购的药品，故您在选购前务必注意该药是否有货，以免延误治疗。

（4）紧急情况需及时就医。对于某些急需药品或不确定的身体不适，建议您及时到医院就医，不要耽搁了病情。

（5）关于配送问题。一般来说，网上药店都可利用其本地医药物流进行配送，既可配送片剂、丸剂、颗粒类、膏药等药品，也可配送液体制剂。对于外地消费者，一般不承接液体类产品（口服液等）、玻璃瓶制品药物的配送。

（6）注意药品验收。验收药品时，必须认真查看药品名称、生产单位、生产日期、有效期，当然更要看清药品储存条件，特别是有低温储存要求的药品，必须查看送药上门者的送药交通工具是否有低温装置，否则药品很容易变质，影响疗效。

细说输液利与弊

◎ 钟雪 胡欣

最近召开的"中国输液安全专家共识定稿会"上，专家指出，输液不良反应发生率高的问题应引起公众重视，并呼吁设"输液安全日"。

目前，在我国感冒输液是常有的事情，每到流感高发期，医院就出现不少主动向医生提出输液要求的患者，"吊瓶森林"一度成为我国一些医院的"风景线"。近年国家发改委调查数据显示，我国输液使用量高达104亿瓶，相当于人均每年消耗输液8瓶，远高于国际上人均3~4瓶的平均水平。

那么，感冒真的需要输液吗？输液的疗效是否优于其他给药方式？哪些原因影响输液安全？输液又存在哪些风险？如何避免或减少输液风险？

感冒需要输液吗？

输液治疗是将大量的无菌溶液或药物直接输入静脉的治疗方法，是临床治疗重病和抢救的重要措施。然而，绝不能不分疾病的轻重，盲目采用输液的治疗形式。

输液可补充患者的血容量、改善微循环、维持血压，可用于治疗大出血、休克、严重烧伤的患者；可纠正水、电解质失调，维持酸碱平衡，可用于治疗剧烈恶心、呕吐、严重腹泻的患者；可补充营养，供给能量，用于不能经口进食的患者、吞咽困难及胃肠吸收障碍的患者；可输入药物，用于治疗严重感染、水肿等患者。

但是感冒发热多数是由于病毒感染引起的，一般是不需要输液治疗的，对于病毒感染目前还没有特效的药物，输入抗菌素不仅不能治疗感冒，可能带来许多严重的不良反应，如耳毒性、肾毒性、肝毒性、血液毒、神经毒、免疫毒、肺毒性、眼毒性、胃肠毒、生殖毒，甚至过敏性休克而引起死亡，同时还会导致细菌耐药的发生，真正需要使用时而无效，因此普通感冒，一般不必输液治疗，除非患者伴有其他严重的疾病。

输液疗效更好吗？

当口服或肌内注射给药时，药物吸收相对较慢，起效自然也就慢；而输液可直接进入血液，可使药物快速到达病患部位并发挥作用，同时可避免肝脏对药物的"破坏"，使药物具有较高的"利用率"。

但是输液治疗也存在着严重弊端，输入体内的液体中都含有肉眼看不到的微粒，当这些微粒进入血液后会长时间地在体内"游走"，可随着血液"旅游"全身，堵塞毛细血管，甚至引起血栓。同时，起效快伴随的不良反应发生也快，而且更严重。盲目输液治疗弊大于利，所以，世界卫生组织多次告诫"能口服的不注射"。

哪些原因影响输液安全？

影响输液安全的因素众多，常见的原因包括几方面：

输液反应

输液反应广义上包括最常见的致热源反应（发热反应）、过敏反应（过敏性休克、血清样反应）、循环负荷过重（心力衰竭、肺水肿）、空气栓塞、血管迷走性晕厥（晕针）、静脉炎（化学性、感染性）、菌血症或败血症等。输液器材质量差或操作不当都可引发输液反应。

不溶性微粒

常见的不溶性微粒有玻璃屑、橡胶粒、淀粉、纤维、晶粒、尘埃等。生产过程采用的注射用水、药物与添加剂、内包材、环境污染等都可能含有这些不溶性微粒。微粒随输液"混入"血液，进入人体可堵塞毛细血管，存在严重的、持久的风险。

医源性因素

因"化药水"选择不当、溶解方法不妥、多种药物同瓶输注、中西药随意混合、输液速度不适宜、护理操作有误等问题会导致药液出现浑浊、变色、结晶等现象。

患者因素

体质差、抵抗力低的患者，如儿童、老年人、孕产妇、感染患者更易发生输液反应。

其他因素

环境、温度、空气均是输液反应发生的影响因素。

输液不良反应有哪些？

发热反应

输注过程中患者突然出现发冷、寒战、发热，严重者体温可达40℃，伴有恶心、心悸、呕吐等全身症状。

静脉炎

长期输注高浓度、刺激性较强的药液，或长期静脉留置针输液，引起局部静脉壁发生炎症反应，处理不当易产生全身或局部感染。

急性肺水肿

药物过量或滴注过快，易造成循环负荷过重或电解质失衡。患者突然出现呼吸困难、胸闷、咳嗽和咯粉红色泡沫痰。

空气栓塞

输液管内空气未排尽，输液管连接不紧，加压输液，输血及输液时无人看守导致液体输完未及时换药或拔针使空气进入静脉等都是可能引起空气栓塞的因素，可导致患者呼吸困难、发绀，严重时可危及生命。

医源性疾病的增多

输液增加了感染性疾病如甲型肝炎、乙型肝炎、艾滋病的传播机会。

如何降低输液风险？

要想降低输液风险，确保患者用药安全，全方位的加强输液管理是必不可少的。

首先，要从源头上解决问题，确保药品质量是前提，药品生产厂家要严格控制药品生产过程；卫生机构要出台相关指南，为医务人员提供参考依据，《中国输液安全专家共识》就是很好的材料，医疗机构可以此材料为依据对临床医生进行培训，让他们了解滥用输液的弊端；同时还可为患者进行科普教育。

其次，患者自身要提高安全意识，应到正规医院进行输液；过敏体质者要提前告知医务人员。

最重要的是医务人员要加强责任感和业务能力：医生应熟练掌握输液适应证和禁忌证，处方时做到"能口服的不肌注，能肌注的不输液"，降低输液率。

护士输液前应仔细检查输液器具，严格遵守操作规范进行配液、加药，药物一般应现配现用或尽快使用，同时要加大输液中巡查力度，特别是第一次输液时，严密观察过敏反应，同时控制好滴速并随时观察患者有无出现异常反应，一旦出现输液反应，应立即停止输液，快速进入救治程序。

输液治疗已成为临床药物治疗重要的给药形式之一，利弊与共，提倡合理使用才能减少不良事件的发生，也不能因噎废食。只有遵循"能口服不肌注，能肌注不输液"的给药原则，正确认识输液、合理使用输液、加强临床输液管理，才能提高临床药物治疗水平，保障患者的用药安全。

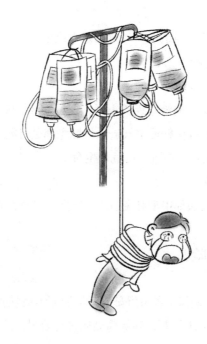

用药无小事，用药的 N 个基本常识

◎ 徐英宏

认识药品说明书的重要性

很多患者用药前没有阅读药品说明书的习惯，更有甚者，为了减少包装，将外包盒连同药品说明书一起丢掉。这是不正确的。

药品说明书对于合理用药，避免和减少不良反应的发生是一个非常重要的文字材料，有其独特的法律地位和法院认同的优先效力。不仅医务人员要认真学习、掌握，作为患者或其监护人在使用药品前，除了用药指导（医嘱）还要阅读说明书，看的顺序依次为：适应证、禁忌、慎用、注意事项和不良反应等其他内容。对上述内容没有记载的药品说明书，患者如有疑问可以咨询医生或药师。

饭前还是饭后服药的问题

由于食物对有些药物的吸收率和生物利用度有影响，从而引起药物饭前服用和饭后服用的效果不同。所以某些药品在说明书的"用法用量"部分会明确说明饭前或饭后服用。

饭前服用是指此药需要空腹（餐前 1 小时或餐后 2 小时）服用以利吸收。而饭后服用则是指饱腹（餐后 0.5 小时）时服药，利用食物减少药物对胃肠的刺激或促进胃肠对药物的吸收。

一般而言，凡是要求药物充分、快速吸收，而无刺激性的药物，均应在饭前口服。如保护胃黏膜的药物、胃肠推动药、肠道止泻、对胃无刺激的滋补性中成药等应在饭前 0.5~1 小时服用。

那些对胃壁有刺激性的药物，除标明必须在饭前服和必须在睡前服用的药物外，应在饭后 0.5~1 小时服用。这是因为油类食物可促进胆汁分泌，增加脂溶性药物的吸收。

泻药、催眠药可在睡前临时服用。

糖尿病患者的血糖随进餐而波动，因此服药也要照顾到进餐。拜唐平可以抑制肠道对葡萄糖的吸收，因此应在进食过程中服用，糖适平等磺脲类降糖药宜在饭前服用，而降糖灵等双胍类降糖药则最好在饭后服用。

用药时间和次数的问题

如何理解"一日三次"口服？很多人按早、中、晚三餐餐前或餐后服用。其实药物的用药时间和次数，是根据人体药物代谢动力学试验测定出药物在人体内的代谢速率后而定的，"一日三次"是以一日 24 小时为基准，每 8 小时服药一次，只有按时服药才能维持体内有效的血药浓度，达到治疗效果。如果把 3 次服药时间都安排在白天，会造成白天血药浓度过高，可能发生不良反应，而夜晚又达不到治疗浓度。我曾遇到一癫痫患儿，医生处方为口服德巴金口服液 2.5mL，一日三次。家长按三餐时间服药，白天病情得以控制，但夜晚却时常发病，后经药师指导按 8 小时服药后，病情基本得以控制。

用药方法的问题

经常遇到患者常发生用药方法的错误，比如将肠溶胶囊除去胶囊外壳，倾出内容物后服用；将肠溶片、缓释片、控释片分割甚至研碎后服用；将咀嚼片不经咀嚼直接吞服；肛门栓误用于阴道；一些混悬制剂不经摇匀直接使用；外用贴剂没有将药物涂于敷料，直接贴于患处等——这些不正确的使用方法，不但不能使药物发挥疗效，有时甚至会产生不良反应。

有些药物在胃酸中不稳定或者对胃有刺激性，所以制成肠溶制剂，其外壳在胃液中不会崩解，而在肠中溶解并释放药物，所以肠溶制剂须整粒吞服。

缓释片到达体内后缓慢释放药物，可维持血液中持久的有效药物浓度，使药物治疗作用较持久。控释片在缓慢释药物的同时可以控制释放量。缓控释制剂与相应普通制剂相比可减少给药次数或用药间隔。缓释片和控释片如有刻痕可以掰开服用，但是不能研碎服用，那样不但会失去缓释控释的效果，还可能会引起药物浓度过高而发生不良反应。

患者避免用药错误方法：一是用药前认真阅读药品说明书，二是看不懂用法时可去咨询医生或药师。

药物相互作用的问题

药物相互作用是指两种或两种以上的药物同时应用时所发生的药效变化。即产生协同（增效）、相加（增加）和拮抗（减效）作用。合理的药物相互作用可以增强疗效或降低药物不良反应，反之可导致疗效降低或毒性增加，还可能发生一些异常反应，干扰治疗、加重病情。作用增加称为药效的协同或相加，作用减弱称为药效的拮抗，亦称谓"配伍禁忌"。

我曾遇到一患有红斑狼疮（SLE）多年的中年女性，长期服用甲泼尼龙、赛可平、帕夫林三种药品后发现卵巢萎缩，经医生诊治，建议服用克龄蒙治疗。我发现甲泼尼龙与避孕药或雌激素合用，可增强糖皮质激素的治疗作用和不良反应。而克龄蒙属激素类替代药，与甲泼尼龙合用会加强其不良反应，且有报道在系统性红斑狼疮病例中使用后出现恶化。可见，合用药物需格外谨慎。

药物不良反应的问题

世界卫生组织（WHO）对药物不良反应的定义是：为了预防、诊断、治疗疾病或改变人体的身体功能，人在正常用法用量情况下服用药品所出现与用药目的无关并给患者带来不适或痛苦的有害反应。药物不良反应分 A 型与 B 型两类，A型不良反应与剂量大小有关，是药物的药理作用增强引起的，可预测，并可根据患者的需要和耐受程度调整剂量而起到防治作用。如普萘洛尔引起的低血压。B型不良反应与剂量无关，是不可预测的特殊反应，发生率低死亡率高。如青霉素引起的过敏性休克，氯霉素引起的再生障碍性贫血。

如何避免或减少不良反应？首先，服药前要仔细阅读药物说明书，了解不良反应和禁忌证。使用对肝肾功能、造血系统、神经系统、血糖产生不良反应的药物，要向医生咨询或定期做化验检查及血中药物浓度监测；其次，请医生看病开处方时，应详述自己有无药物过敏史、病情（如糖尿病、肝功不全、肾功能障碍、有溶血反应、红斑狼疮等重要疾病），并说明目前使用的药物及过敏药物。最后，不得自行加减药物剂量或停药，有些药物如激素类、抗高血压、抗癫痫类等药物不能随意停药，如需停药应遵医嘱逐渐降低药量，避免病情反复或加重。发生不良反应时，轻者可停药观察，如严重应及时就诊。

药物的注意事项与禁忌的问题

某些含有活血化瘀成分的中药或中成药，女性患者常询问经期能否服用。建议经期不服用，因从理论上讲有引起经血增多的可能性。另外妇女在月经期应停止使用阴道栓剂或泡腾剂。

服用润喉片、含片等药物期间不宜饮水；服用磺胺类药物应忌食水果、果汁等酸性饮料，并多喝水；平喘药、利胆药、抗痛风药和双磷酸盐等服用期间需多喝水；抗生素类药品和微生态制剂、抗生素和吸附剂如思密达不能同时服用；微生态制剂和吸附剂等应间隔 2~3 小时服用。

中药与西药合用的问题

患者经常会问：中药和西药能否同时服用？回答：没有配伍禁忌的可以。但需提醒：服用时，中药与西药间隔 1~2 小时为好，因西药易与中药所含的鞣质发生化学变化而失去药效。

有些中西药不宜合用。如含有中药石膏、珍珠母、牛黄清心丸等成分的药物中含金属离子，与西药四环素类合用时，会在肠道形成不溶性盐类和络合物而失效。

提醒患者：中西药联合应用时，可以增强也可降低疗效，有时会形成新的不良反应，严重时可引起药源性疾病，甚至危及生命，务必要遵从医嘱。

药品存放的问题

由于药品的理化性质和外界因素的影响，药品质量在运输存放过程中会发生变化。因此，药师在配发有特殊储存要求的药品时，会告知患者合理存放药品的条件。一般生物制品、血液制品和微生态制剂应存放于 2~8℃的冰箱中。遇光不稳定的药物，如氨茶碱、维生素 C 等需要避光贮藏。未开封的胰岛素需要放置于冰箱 2~8℃环境中，而开封后的胰岛素放置于阴凉处保存即可。栓剂在夏季最好置冰箱冷藏，否则温度过高易变形。

药品说明书中"贮藏"项说明：阴凉处是指不超过 20℃；凉暗处是指避光且不超过 20℃；冷处是指 2~10℃；常温是指 10~30℃；密封是指容器密封以防止药品风化、吸潮、挥发或异物进入；密闭是指容器密闭，以防止尘土或异物进入。贮藏项下未规定温度的一般是指常温。

正确认识药物过敏

◎ 任华丽

药物过敏是指由于药物应用导致的过敏反应。常见临床症状表现为皮肤风团、瘙痒、黏膜水肿等荨麻疹及血管性水肿，严重者出现喘息、血压下降、意识丧失甚至失去生命。造成这种状况的原因是多方面的，其中与患者对药物过敏反应的错误认识有密切关系。下面就来介绍一下常见药物过敏症状认识的五大误区。

误区1：吃中药不会过敏

不少人认为引起过敏反应的药物都是西药，因为西药都是化学合成的，而中药大多数都是"纯天然"的。事实上，临床引起过敏反应者确实以化学合成药物为多，如抗生素、解热镇痛药、抗毒素与血清、镇静催眠药等。然而，有些中药也含有不同的化学成分，临床上有不少患者因使用鱼腥草、双黄连、柴胡、牛黄解毒片等药物出现了不同程度的过敏甚至出现了过敏性休克导致死亡。

误区2：用过的药不会再过敏

有很多人喜欢使用以前用过的药物，认为以前用过没事就肯定不再过敏了，这种认识是不对的。殊不知，药物第一次进入机体后并不发生过敏反应，只有当这种药物再次进入人体时才会引发过敏，也就是说一般是两次以上用药才会发生过敏。摄入药物的次数越多，产生过敏的可能性就越大。例如，刚出生的婴儿注射青霉素时，通常不需要做过敏试验，因为在新生儿的体内还没有产生青霉素抗体。

误区 3：用药后不久会发生过敏反应

不少人认为药物的过敏反应都会发生在用药的过程中或用药后不久，其实用药 1~2 天甚至更长时间发生过敏者很常见。解热镇痛药、磺胺类药或巴比妥类药物等引起的过敏反应就会有一定的潜伏期。所以，一旦出现药疹，在 20 天内用过的药都是可疑对象。

误区 4：用药量小不会过敏

药物不良反应可通过减少剂量来缓解，但药物过敏反应与用量之间没有直接关系，有时极微小的用量也会引起强烈反应。例如，有些人在做青霉素皮肤试验时就会发生过敏性休克，而有些高敏体质的人甚至闻到青霉素的气味就会发生过敏性休克死亡。

误区 5：吃药打针才会引起过敏

很多人认为只有吃药打针才会引起过敏，事实上凡致敏药物不论通过何种途径进入人体都会引发过敏，包括滴鼻、点眼、外敷、吸入、滴耳、栓剂等同样可引起过敏。

药物过敏除极少数出现过敏性休克外，绝大多数患者表现为形态各异、症状轻重不一的皮疹，轻者为非特异性的红斑、丘疹伴瘙痒，重者除全身弥漫皮疹外，还可累及黏膜和重要脏器，并因合并感染和衰竭而致死，如严重的剥脱性皮炎和大疱性表皮坏死，松懈性药疹的死亡率可高达 50% 以上。值得注意的是，在重症药疹患者中，有一半以上的患者开始时所出现的皮疹都无明显的特征性，但由于没有及时停药，加上治疗措施不力，导致皮疹加重。因此，如患者出现皮疹而又不能用其他现象解释，均要考虑是否药物过敏了，要及时停药并去医院就诊。

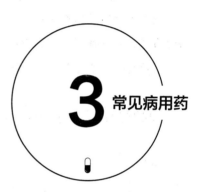

3 常见病用药

根除幽门螺杆菌首选"四联疗法"

◎ 陈春晓

幽门螺杆菌感染是与很多胃肠疾病有关的重要致病因子之一。药物治疗上，与三联疗法相比，四联疗法最大的优势是什么？又有什么风险呢？

很多人做胃镜检查时都会发现有幽门螺杆菌感染。幽门螺杆菌感染首先引起慢性胃炎，并导致胃溃疡和胃萎缩，严重者则发展为胃癌。及早发现幽门螺杆菌感染，及时而有效地杀灭幽门螺杆菌，对预防和控制胃癌有重大意义。

"四联疗法"里都有些什么？

四联疗法主要是在标准三联疗法对幽门螺杆菌的根除率逐年降低的情况下，被重视提出的。四联疗法，简而言之就是在三联疗法的基础上加了铋剂的应用，就是有 4 种药物联合起来治疗根除幽门螺杆菌，即质子泵抑制剂 +2 种抗菌药物 + 铋剂。

质子泵抑制剂

质子泵抑制剂是患者所熟悉的，例如奥美拉唑、雷贝拉唑、埃索美拉唑等，它们的主要作用是抑制胃酸的分泌，一来可以改变幽门螺杆菌一直生活的环境，二来也可以使抗菌药物更好地发挥作用。

抗菌药物

两种抗菌药物，比较经典的组合是四环素 + 甲硝唑，但是由于现在各家医院里抗菌药物的种类不一样，以及各个地区各种抗菌药物的耐药率不同，所以现在基本是在阿莫西林、呋喃唑酮、四环素、克拉霉素、甲硝唑、氟喹诺酮类，在这 6 种抗生素中根据患者个体情况选择 2 种来联合抗幽门螺杆菌治疗。

铋 剂

铋剂是一种胃黏膜保护剂，同时也有抗幽门螺杆菌的作用。综上所述，现在所谓的幽门螺杆菌四联疗法就是质子泵抑制剂 +2 种抗菌药物 + 铋剂，疗程一般为 10~14 天。

四联疗法比三联疗法好在哪里？

前面已经提到，四联疗法是在标准三联疗法根除率下降的情况下被重视才提出的，所以四联疗法对于三联疗法的优势就是对于幽门螺杆菌的根除率显著提高。有研究表明，在三联疗法的基础上加入铋剂后，根除率提高 8%~14%，现在四联疗法的幽门螺杆菌根除率可以达 90%，这个应该是四联疗法的最大优势了。

然而，相对的，也有患者会质疑加入铋剂后，不良反应是否会增多，对人体的损伤是否会增大。其实对于铋剂的安全性也有荟萃分析研究，结果表明在根除幽门螺杆菌治疗中，含铋剂方案与不含铋剂方案的不良反应相比，仅粪便黑色（铋剂本身的颜色）有差异。也就是说，短期服用铋剂有相对较高的安全性，我们只要向患者解释服用铋剂后大便的颜色变化即可。

当然，如果患者本身对铋剂过敏或有自身问题不能服用铋剂，那就是另外一回事了。我们应根据患者的个体化差异，提供最适合患者的幽门螺杆菌治疗方案。

益生菌疗法能提高根除率吗？

益生菌主要是指一类定植在宿主体内对宿主有益的活性微生物，能够改善宿主微生态平衡，如乳酸菌、双歧杆菌、嗜酸乳杆菌等。

现在所谓的幽门螺杆菌益生菌疗法，主要是指益生菌联合标准三联或是四联疗法，即是指在标准三联和四联疗法的基础上再加入益生菌。这是近年来幽门螺杆菌治疗中比较热门的研究领域，益生菌疗法中有很多机制及疗效还很不明确。

目前可以肯定的一点是，益生菌疗法可以减少三联疗法或四联疗法带来的例如腹泻、便秘等药物不良反应，但是益生菌疗法究竟是否能提高幽门螺杆菌的根除率还存在争议，需要更多更全面的研究支持。

幽门螺杆菌能一次根除吗?

目前幽门螺杆菌治疗所要达到的目标，以及各种治疗方案比较评估的最重要指标，就是幽门螺杆菌的根除率。我们在前面提到过，目前我国采用的一线治疗方案就是四联疗法，其根除率可达 90% 以上。

当然，每个人所感染的幽门螺杆菌的耐药性不同，也就存在很多患者在正规治疗 1 次，有的甚至是 2 次之后，检测仍为阳性，这也就说明了其所感染的幽门螺杆菌耐药性较强，可能需要进行药敏实验来指向性地选择抗菌药物。同时，这类患者也给我们目前幽门螺杆菌治疗方案带来了挑战，需要我们慎重地选择药物及进行长期随访。

痤疮：分级治疗很重要

◎ 李恒进

很多人不会因为痤疮用药，而是任其自生自灭。这种发生于毛囊、皮脂腺单位的慢性炎症性皮肤病，是由于皮脂腺管壁因角化物堵塞，造成皮脂排出不畅，从而引起毛囊、皮脂腺单位慢性炎症。虽然可以自愈，但是会在皮肤上留下难看的色素沉着或者坑坑洼洼。所以，适当地用药物缓解在一定程度上还是很有必要的。

选择性使用外用药物

选择痤疮外用药时应根据痤疮的类型、痤疮的病情、患者皮肤的耐受能力选择。

痤疮的外用治疗药物有维甲酸、过氧化苯甲酰、外用抗菌素、硫磺制剂、水杨酸制剂等。外用药物适用于轻、中度痤疮，涂于患处，每晚1次。主要用于治疗除严重性痤疮以外的各种类型痤疮，早期使用效果更好，以预防更严重的皮损发生。应该用在整个受累的区域，如果有炎症性皮损，应在开始和抗生素治疗结合。外用药物可能产生以下不良反应：局部烧灼感、红斑、刺痛、瘙痒、皮肤干燥或脱屑，光敏感。

使用上述外用药物时要注意避免接触眼、口唇及黏膜；避免用药部位过度日光照晒；从低浓度开始逐渐增加药物浓度；先从额头并以点涂方式用起；治疗初期可能出现局部刺激反应，不必停药，减少给药次数后上述症状可消失。

此外，还可外用抗生素。红霉素、氯霉素或氯洁霉素，用酒精或丙二醇配制，浓度为1%~2%。氯林可霉素磷酸酯溶液、盐酸氯林可霉素溶液系水溶性乳液，适用于皮肤干燥和敏感的患者，浓度为1%。1%克林霉素磷酸酯溶液、凝胶、搽剂，特别适用于炎性丘疹。外用抗生素涂于患处，一日 2 次，4 周为一疗程。

外用抗菌剂，适用于轻中度痤疮，含量 15%~20% 的霜剂，一日 2 次，能显著抑制丙酸杆菌生长，具有较高抗菌活性，抗角质化、抗增生、抗细胞毒素作用，减轻色素沉着。

复方硫黄洗剂由沉降硫黄、硫酸锌、樟脑组成。避免接触眼部、口腔和黏膜。不良反应主要为局部刺激反应。用法和频率：涂于患处，一日 2 次。

必要时可口服抗生素

口服抗生素治疗中四环素类应作为首选，赖甲四环素应作为优先选择；多烯环素和米诺环素可作为次选；第一代四环素可作为第三选择。红霉素、克林霉素、磺胺甲基异噁唑可选用。不宜选择 β- 内酰胺类抗生素。

口服抗生素的剂量为赖甲四环素 300~600mg/d；多烯环素和米诺环素 100~200mg/d，可以一次或分 2 次口服；四环素每日 0.5~1.0g，分 2 次空腹口服；红霉素 1.0g，分 2 次口服。口服抗生素疗程不少于 6 周，但不宜超过 12 周。

口服抗生素可产生耐药。如何防止耐药呢？尽量避免不必要地使用抗生素。治疗足量，不宜减量维持。保证足够疗程，避免间断使用。2~3 周后无效时及时停用或更换抗生素。不能无原则地加大剂量或延长疗程。不能作为维持治疗甚至预防复发的措施。可监测痤疮丙酸杆菌的耐药性。

分级治疗很重要

分级对痤疮的合理治疗非常重要。最简单的分级方法是根据主要损伤的类型，而不考虑损伤的数目：

Ⅰ级：只有粉刺；

Ⅱ级：粉刺及炎症性丘疹；

Ⅲ级：粉刺、炎症性丘疹、脓疱；

Ⅳ级：除上述外，还有结节、囊肿、聚合性损伤或溃疡。

痤疮的分级治疗：

Ⅰ级（粉刺为主）：以纠正角化药物为主，外用维甲酸。

Ⅱ级、Ⅲ级（丘疹/脓疱为主）：抗菌药物为主，联合用维甲酸。

Ⅳ级（结节/囊肿为主）：系统维甲酸为主，可合并抗炎、抗菌的药物，严重时可合并激素类药物。

联合治疗优于单一疗法

联合治疗可针对痤疮发病的不同病理生理因素，疗效优于单一疗法。联合治疗可相互协同（如外用维甲酸可增加抗菌药物的穿透力）。联合治疗要求配伍的药物无禁忌或疗效降低，并且不必同时停药。注意口服抗生素不应与外用抗生素联合使用，这样会增加细菌耐药的风险而不增加疗效。

痤疮的维持治疗

在青春期长期存在的疾病，微粉刺是所有痤疮皮损的基础性皮损，在痤疮清除后，微粉刺仍然有形成，防止微粉刺形成对痤疮有预防作用，微粉刺是外用维A酸制剂的主要治疗靶点。

急性期痤疮治疗（改善超过90%）后，应常规考虑进行维持治疗以防止复发，外用维A酸是维持治疗的首选。维持治疗的推荐疗程为6~12个月，过氧苯甲酰可与外用维A酸合用，以降低抗生素治疗后产生的细菌耐药，壬二酸和水杨酸也是维持治疗的选择。

有痤疮的青少年的生活起居应尽可能规律。饮食应少食辛辣、油腻食品。认真洗脸，每次须用香皂或洗面乳，每日洗2~3次。

化妆品应以水性为主，原则上不应使用油膏类化妆品。注意：忌挤压炎性丘疹、结节和囊肿。

春季皮肤过敏的最好治疗：远离过敏源

◎ 李志强

春季皮肤过敏的前因后果

正常人体内都有一套保护性免疫系统，当外来有害物质如某些致病菌侵入人体时，免疫系统会通过免疫细胞产生抗体和杀伤性免疫细胞，攻击侵入的有害物质将之中和或清除掉。过敏性体质的人其免疫系统存在异常，其免疫系统所针对的清除目标和反应灵敏度皆超出了应有的范围，常常会将一些对人体不会产生伤害或者对人体有益的外来物质（如某些花粉、食物蛋白质等）视为外来的入侵者，并对其进行中和或清除，这样就会伤害到机体的一些正常细胞、组织和器官，从而导致过敏性疾病的发生。此种异常的免疫反应发生在鼻黏膜就表现为鼻痒、流清涕和打喷嚏称为"过敏性鼻炎"；发生在气管和支气管就表现为哮喘和咳嗽称为"过敏性哮喘"；发生在眼睛表现为眼痒、结膜充血发红称为"过敏性结膜炎"；发生在皮肤通常表现为瘙痒、丘疹、红斑、风团等，依症状不同称为"湿疹""荨麻疹""过敏性皮炎"等。

春季皮肤过敏多发的原因

如前所述，过敏的本质是人体免疫系统针对某些对正常人来说无害物质的过度免疫反应，引起人过敏的物质很多，常见的如花粉、柳絮、螨虫、药物、食物等，在春季时人类相对易于接触到这些易过敏物质，故春季过敏反应往往多发。对于过敏性体质的人来说，接触、吸入、进食这些过敏物质都有可能导致过敏反应的发生，常见的春季过敏源有以下多种。

花粉：春天各种植物开花会散放出许许多多花粉颗粒，花粉对人类来说是强过敏源，这是导致春季过敏疾病高发的一个主要因素。

螨虫：螨虫与人类共生，我们周围的灰尘、衣物中就寄生有多种螨虫，春天的气温、湿度适合螨虫的生长繁殖，哮喘患者及过敏体质的人吸入这些藏有大量螨虫的灰尘，哮喘就会发作。

病菌：春天容易感冒，人的抵抗力减弱，霉菌、细菌等病原体就会作为过敏源被吸入，直接诱发和加重过敏。

气候：春季的气温不稳定，昼夜温差大，有的人还对空气的冷热刺激过敏，这样会诱发哮喘、鼻炎。

药物：春季是呼吸道疾病的高发期，患病后应针对性使用药物治疗，像解热镇痛药、抗生素、疫苗等的使用就相对较多，一些对药物过敏的人更容易发生药物过敏。

紫外线：随着春季日照的增强对紫外线过敏的人群容易在暴露部位发生日光性皮炎。

食物：春天进食野菜如香椿、灰菜、野葱、苋菜等有诱发和加重过敏的可能。

春季皮肤过敏的预防

寻找过敏源

过敏的本质是过度或异常的免疫反应，这样的一种免疫素质是与生俱来的，一般很难在后天通过药物等手段彻底纠正，正如对青霉素过敏的人想要避免过敏反应的发生最有效的手段就是避免使用和接触青霉素，其他的过敏性疾病其发生道理和青霉素是类似的，预防的最有效手段就是查找和回避过敏物质。寻找过敏源可以到医院做过敏源检测和日常生活中细致观察，然后采取措施尽可能避免接触过敏物质。在自然界中，能引起过敏的物质数不胜数，即使采用过敏源检测也很难完全发现全部过敏源，因此建议患者做过敏日记，当有过敏发作和加重时应仔细回忆和记录发病前 72 小时所有接触过的食品、物品等，以及环境的细微变化，分析和比对过敏日记往往能找出真正的过敏源，再采取措施加以有针对性的回避往往能取得理想的预防效果。

回避过敏源

（1）螨虫类

螨虫是人类最常见的过敏源，平时寄居在屋尘和被褥中，不能完全清除。采用经常晾晒被褥的方法可以减少寄居螨虫的数量从而减轻过敏症状，过敏症状严重时建议采用专用的防螨寝具，对螨虫过敏者应避免使用地毯、布艺沙发等容易滋生螨虫的家具，吸尘器应该使用一次性细密垃圾袋。

（2）花粉类

花粉飘荡在空气中是难以避免的过敏源，春季注意观察花粉指数预报，空气中花粉较多时最好不要外出特别是到公园郊外等花草较多的地区活动，在家时关闭门窗以减少室外致敏花粉的进入。

（3）霉菌类

温暖、潮湿的环境容易滋生霉菌，吸入和接触飘散在空气中的霉菌及其孢子时容易导致过敏性疾病的发生。春季建议做大扫除把家里彻底清查一遍，特别是冰箱、地毯、厨房、洗手间等潮湿的地方，空调过滤网是最容易滋生霉菌的位置，上述部位应该彻底清洗。

（4）紫外线

春季随着地球轨道的变化、日照时间的延长，阳光中的紫外线含量会骤然升高，尤其是在上午 11 点到下午 3 点这段时间紫外线强度较大。而且人们经过冬季后，皮肤对紫外线的适应性处于最低水平，过度地日晒后容易在曝光部位皮肤发生紫外线过敏。春游时尤要防止长时间暴晒，外出时选择紫外线弱的时段，适当涂抹防晒剂或用帽子、伞等遮挡，另外要多食用新鲜蔬菜、水果，对一些可诱导春季光敏性皮炎的光敏性物质，如螺类、香菜、灰菜、香椿等，尽量少吃或不吃。

食物

过敏体质的人群要警惕一些可能引起过敏的食物，如虾、蟹、辣椒、酒等，对已确认会引起自己过敏的食物就不要吃。

化妆品

春季随着季节的变化，部分女士开始更换化妆品，过敏体质者切记要先做过敏检测，将该化妆品涂抹于耳后或前臂内侧，观察 24 小时无红斑、瘙痒时方可使用。

春季皮肤过敏的药物治疗

过敏的本质在于免疫系统的异常，除了采取回避措施外目前尚无根治的办法。采取远离过敏源措施后无效，或者无法回避过敏源时需要采取药物治疗，治疗的药物主要是抗组胺药，如常见的扑尔敏、氯雷他定、西替利嗪等，口服后可以抑制过敏症状，但很难根除。对于顽固而严重的过敏患者考虑联合使用西咪替丁、甘草甜素等治疗。有少数过敏源如花粉、尘螨等无法采取措施完全回避时可以采取脱敏治疗的方法，但该方法只对部分人有效且一般是要连续数年的治疗才能见效。

慢性过敏且过敏源明确者可以常备抗过敏药物自行防治。初次发生过敏建议尽快到医院做正规治疗，否则拖延后过敏性疾病容易慢性化，导致以后治疗困难。

过敏性鼻炎如何正确用药

◎ 祝建材

春季是一个容易过敏的季节，尤其是对一些本身就患有过敏性鼻炎的人而言，更是会在这个季节发病。很多患者自行用药，结果鼻炎却越治越重。究其原因，主要是滥用药物所致。

过敏性鼻炎的治疗除了尽量避免接触过敏源外，主要依靠药物治疗。过敏性鼻炎的对症治疗药物可分为 5 类，包括抗组胺药、减充血剂、抗胆碱药、糖皮质激素和肥大细胞膜稳定剂等。

别怕激素药

对于过敏性鼻炎的患者而言，其治疗一般都是针对鼻黏膜的过敏性炎症来用药的，其中糖皮质激素是治疗过敏性鼻炎的一线药物，特别是对长期暴露于过敏源而引发的延期反应和慢性炎症有效。

有些人害怕激素会带来不良反应，但实际上，只要在医生的指导下合理用药，这种担心是完全没有必要的。这是因为，鼻内滴药可使药物直接作用于病变黏膜，疗效突出，又因为是局部用药，不会对全身产生作用，因此可以大大减少药物的不良反应，适于长期使用。

伯可纳、辅舒良和内舒拿等是治疗过敏性鼻炎时的常选，用药时，每天对准鼻腔喷雾 1~2 次即可，症状得到明显控制后可逐渐减量。但长期用药应定期检查鼻黏膜以及鼻咽部是否有否干燥、结痂、溃疡、并发真菌感染及鼻中隔穿孔等症状。

用好抗组胺药

第二代抗组胺药物（代表药物有氯雷他定、地氯雷他定、西替利嗪等）相对无镇静作用，目前使用比较广泛。氯雷他定对喷嚏、鼻痒和流清涕有效，而对鼻塞效果不明显。第三代抗组胺药物（代表药物非索非那定等）对过敏性鼻炎有较满意的疗效。在临床应用抗组胺药物时应注意，要严格执行药物推荐剂量；一般不与大环内酯类抗生素，如红霉素或克拉霉素等合用；不与咪唑类抗霉菌药物，如酮康唑或伊曲康唑等合用；不要与其他可抑制加氧酶细胞色素 P450 系统的药物合用；在肝功能障碍患者和低钾、低镁血症患者中应禁用或慎用。

慎用滴鼻剂

一些人在过敏性鼻炎犯病的时候，喜欢用滴鼻剂来缓解过敏症状。许多人在治疗过敏性鼻炎的过程中，认为只要有含麻黄素的滴鼻剂，就能将鼻炎治好。其实这种滴鼻剂也只不过对于初期的过敏性鼻炎有治疗效果而已，碰到鼻炎程度较为严重的，基本上对其过敏症状没有明显的治疗效果。

在过敏性鼻炎的治疗过程中，若太过频繁地使用滴鼻剂，有可能会导致过敏性鼻炎反弹，鼻塞的情况会比以前更为严重。对于孩子而言，为了治疗过敏性鼻炎而长期频繁使用此类滴鼻剂会影响患儿嗅觉，乃至产生对此类抗过敏性药物的依赖性。最好不要擅自增加滴鼻剂的用量，这样会导致药物摄入过多。过多的滴剂通过鼻腔流入食管，会引起心跳加快、焦躁不安等精神烦躁症状。

禁用抗生素

许多鼻炎患者认为鼻炎就是有炎症，所以会使用抗生素来治疗。但实际上抗生素是用来对付细菌的，对改善过敏症状无效，滥用抗生素不仅造成经济上的浪费，而且还会因药物滥用导致过敏性疾病迁延不愈，甚至可能导致药物性鼻炎。除非出现细菌感染，如高热、鼻子有脓性分泌物时，才考虑使用抗生素，但同样要在医生指导下对症治疗。

降压药应用有"八防"

◎ 李长玲

　　高血压所导致的靶器官损害是一个渐进的过程，在出现明显的临床表现之前，器官损伤的病理生理过程即已启动。对于高血压，降压治疗的最终目的是降低心血管危险水平，减少靶器官的损伤，进而最大程度改善患者的预后。所以，高血压的药物治疗必须始终认真对待，服用降压药时需谨慎，但在现实生活中，有不少患者因缺少这方面的常识或习惯使然，走进服用误区，影响了治疗效果。结合日常护理工作所见，提出降压药"八防"。

一防首剂现象

　　首剂现象系指首剂药物引起强烈效应的现象。有些药物，本身作用较强烈，首剂药物如按常量给予，可出现强烈的效应，致使患者不能耐受，常出现血压骤降现象。

　　老年高血压患者，由于压力反应不敏感，脑血管自动调节功能障碍，更易出现"首剂现象"。容易引起上述反应的药物主要是哌唑嗪，表现为首次服用哌唑嗪 30~90 分钟后，出现眩晕、头痛、心悸、出汗、视物模糊、恶心、胸痛等症状。"首剂现象"的发生与剂量相关，也与利尿剂致血容量降低有关，故有人提出高血压患者开始服用降压药物时剂量宜小，一般主张是常用量的 1/3，之后逐渐增加至治疗量。因此对于具有这种性质的药物，其用量应从小剂量开始，根据病情和耐受情况逐渐加大到一般治疗剂量较为安全。一旦出现了"首剂现象"，应立即停止用药，平卧休息，反应严重者需立即去医院接受治疗。

二防看价吃药

有人在选用降压药物时，片面认为药价越贵降压效果越好，看价吃药。其实，药品的价格和效果不成正比，一些廉价的大众降压药同样有不错的疗效，用药要因人而异，服用得当才是关键。

三防随意停药

高血压患者一般需要终身服药，即使血压降至正常值也不能随意停药。有的患者在规律用药后停药数天发现血压依旧正常，就主观地认为自己"痊愈"了，实际上这只是降压药在体内尚未代谢完而产生的"后续效应"而已，一旦降压作用消失，血压则又会飙升，停药的危险性在于可能引起血压反跳现象伴血管强烈地收缩，即使给予原来有效的治疗也难以奏效，故千万不可随意停药。否则容易回到治疗前的水平，或诱发更加严重的心、脑、肾并发症。正确的做法是，待血压有效控制在正常水平后，在医生的指导下，采用缓慢的阶梯方式减量及减药，密切观察是否出现高血压反跳，以利于及时调整治疗方案。

四防主观判断

有人体检发现血压高于正常值，但自觉没有什么不适症状，也就不当回事。事实上，高血压的程度与症状并不成正比，没有症状，并不表明血压不高。所以说，即使没有头疼、头晕、耳鸣、失眠、紧张和注意力不集中等高血压症状，如果发现血压高于正常范围，也一定要上正规医院检查，并遵照医嘱按时用药。

五防追求速效

服用降压药切忌急于求成，降压不能过快，更不能降得越低越好，应循序渐进，平稳降压。降压讲究的是平稳、有效，尤其是平稳更为重要，因为血压的波动往往是引发冠心病、脑卒中的诱因。如一味地追求降压效果，而忽视血压的平稳，有可能导致心、脑、肾供血不足而产生严重后果。

六防多多益善

有人错误地认为药吃得越多，血压就会降得越快，甚至自作主张增加剂量和增加降压药的种类，其结果不仅不能达到良好的降压效果，反而会危及生命安全。降压药物治疗除严重高血压外，须遵循从单药开始给药，阶梯式加药的原则。当然高血压病的治疗不只是降压，还要注意高血压患者的生活质量，需长期服药者，治疗宜简，争取每天一片药。

七防因噎废食

"是药三分毒"，降压药的不良反应及患者的精神与经济负担使人们对高血压的治疗有了恐惧心理。如服用甲基多巴，可出现嗜睡、眩晕、腹胀等不良反应。有的患者在服用降压药过程中容易走向极端，一旦遇到不良反应，即对服药降压失去信心，转而停止服药，导致血压不能有效控制。

八防睡前服药

人的血压在一天中，午夜最低，入睡后的血压比白天平均下降 20% 左右。因而睡前服用降压药，会导致血压较大幅下降，再加上夜间血流量减少，血流供应量不足，容易引发缺血性脑血管病，出现失眠、失明、偏瘫等症状，所以高血压患者切忌在临睡前服药，以防夜间发生意外。

总之，高血压病并不可怕，只要坚持自我调控，保持情绪稳定，注意调节饮食，并在配合药物治疗过程中，注意到了以上八个方面，危害性就会大大降低。

心血管用药：小心驶得万年船

◎ 孙宏涛

心血管疾病是慢性病，患者常常需要长期用药，用药不小心，则很可能阴沟里翻了船，给自己的生命健康带来极大的隐患。

长期用药，小心药物不良反应

是药三分毒，再好的药物也可能有一些不良反应，比如心血管科最常见的药物阿司匹林。如今，越来越多的老百姓知道阿司匹林是个好东西。它通过抑制血小板的聚集，从而起到预防、减少心脑血管事件发生的风险。阿司匹林作为防治血栓性心脑血管疾病最经济、最有效的首选药物，在心脑血管的预防和治疗第一线大显身手、造福人民。

然而，如此好的一种药物，也依然存在一些问题。比如有些人会对阿司匹林过敏，服用后会发生荨麻疹，甚至诱发哮喘，俗称"阿司匹林哮喘"；还有的患者因为不能耐受阿司匹林的胃肠道刺激作用而发生消化道出血，这也是患有消化道溃疡的患者不能服用阿司匹林的原因。还有些患者因为长期服用阿司匹林，可能会出现容易出血的倾向，比如刷牙牙龈出血，妇女月经量偏大，伤口不易止血等问题，甚至出现脑出血、内脏出血等少见的严重并发症。

如何科学服药，既让阿司匹林造福患者，又将其不良反应降到最低？到底何时阿司匹林药效最佳，同时不良反应最小呢？是空腹还是饭后？是早晨还是晚上？这些细节看似简单、随意，其背后却蕴含着医学道理。

比如，大家都知道阿司匹林对胃肠黏膜有刺激作用，有胃溃疡的患者不能服用阿司匹林，那么在饭后或者和食物一起服用阿司匹林岂不是更好？

其实不然。原来，尽管将阿司匹林和食物一起服用或者饭后服用，可以减少药物对胃肠的直接刺激作用，但这样的服药方式会延长阿司匹林在胃内的停留时间，反而加重阿司匹林对胃肠的不良反应。反而是饭前服药这种方式，能让阿司匹林迅速进入肠道，减少对胃黏膜的刺激。再加上现在很多市售的药物多为肠溶阿司匹林，这样的话，对胃黏膜的刺激作用就会更小。

　　除了是否空腹服用之外，是早晨服还是晚上服效果最好也是患者常常提到的问题。大家知道，心脑血管发病的"魔鬼时间段"是在早晨6~10点，恶性心脑血管事件的发生往往在这个时间段，而肠溶阿司匹林进入体内后一般需要3~4小时才能达到最大有效血液药物浓度，起到最大的药效作用。从这个时间差来看，常见的老百姓上午服用阿司匹林的服药时间并不科学。上午服用阿司匹林，因为药物代谢的原因，并不能最有效地帮助我们平安度过"魔鬼时间段"，因此有些专家建议大家把服用阿司匹林的最佳时间点从最常见的上午吃药改到晚上吃药。

　　而且，研究发现，阿司匹林有温和降低血压的作用，对于轻症高血压的患者，可以晚上临睡时服用肠溶阿司匹林，这样既稀释了血液黏稠度，预防心脑血管血栓性疾病，又可以控制血压，起到一举两得的治疗预防效果。

药物"联姻"：强扭的瓜很苦

　　和其他领域一样，心血管领域有些药物合用时会出现"不兼容"的情况，临床上称为"配伍禁忌"，配伍禁忌远比软件不兼容复杂危险得多。

　　作为临床上重要的抗凝药，华法林广泛应用于瓣膜置换术后、心房颤动、肺动脉栓塞、深静脉、外周血管血栓等患者的抗凝。其通过肝脏代谢，几乎所有通过肝脏细胞色素 P450 的酶都会与华法林发生作用，因此很多西药会影响华法林的抗凝效果，比如头孢、喹诺酮之类的广谱抗生素、水合氯醛、降糖药甲磺丁脲、感冒药水杨酸盐、甲硝唑、西咪替丁等药物可以使华法林的抗凝作用增强，造成严重出血，甚至危及生命；而口服避孕药物、安眠药巴比妥类、抗癫痫药物苯妥英钠、卡马西平类、抗结核药物利福平等因诱导肝药酶，增加华法林的代谢，使其药效降低，导致患者血液抗凝强度降低，增加血栓形成的风险。

　　在中草药方面，以丹参为代表的活血化瘀类药物可增强华法林的药效，引起出血倾向，这也是临床上有时长期服用华法林患者服用丹参后出现颅内出血，甚至导致死亡的原因。而以人参、西洋参为代表的药物则会减弱华法林的药效，造成血栓形成。临床上曾遇到瓣膜置换术后长期抗凝患者的血液指标（国际比值，INR）剧烈波动，总是不达标或者超标，询问患者后才知道患者长期服用中成药类补品。这些外界因素均会引起患者抗凝指标的波动，极少数情况下还会造成严重问题。

用药方法殊途同归

心血管用药途径有外用、肌内注射、静脉注射等。尽管途径不同，但殊途同归，都是作用于心脏而起效。不管黑猫白猫，只要能抓到老鼠就是好猫。

然而，由于种种因素，静脉给药泛滥已经成为继滥用抗生素之后的另一危害老百姓健康的因素。有研究表明，静脉给药的不良反应发生率显著高于口服给药，比例高达4∶1。静脉给药时，药物直接进入血液，药物吸收率高，起效快，但一旦出现药物不良反应，短期内很难将药物从血液中去除，药物不良反应持续时间会更长，后果更严重。

基层医院有些医生往往喜欢给患者静脉输注一些"不良反应少"的中成药注射液。殊不知，中成药注射液往往因为制作工艺不够成熟，中药成分复杂，注射液中杂质较多，有效药物纯度不高，反而极易发生过敏反应。因为静脉注射中成药过敏而导致患者过敏，甚至死亡的例子屡见不鲜。所以心血管用药的一般原则是：能口服的不要肌内注射，能肌注的不要静脉注射，尽量不要用中成药注射液，如果一定要用中成药静脉注射，一定要在严密临床监测下使用。

静脉用药时有不少细节需要"讲究"。比如静脉推注心血管常用药物西地兰时，推注的速度一定要慢，有时甚至需要在心电监护下推注，若漫不经心地随意一推，则非但不能治病，还有可能致命。笔者在临床工作中曾亲眼看到由于静脉推注西地兰的速度过快而导致患者心搏骤停的。

患有心血管疾病的老年人，他们对药物的反应，他们的肝脏代谢水平，肾脏的排泄速度等这些因素，都会影响心血管药物的药效和产生不良反应。

慢病用药，注意补充营养

慢性病的治疗是一个长期的过程，擅自减量停药不可取，只关心治疗药物而忽视微量元素的补充也是问题多多。

患有高血压、高血脂、糖尿病等心血管疾病或慢性疼痛等慢性疾病的患者，往往需要长期用药治疗，然而长期用药可能会抑制某些营养元素在消化道的吸收或加速其在体内的代谢，从而造成人体缺乏相应的营养元素。而当营养元素缺乏时，药物本身或使用的其他药物的药效可能会受到影响，进而对机体不利，故在长期用药时需注意补充相应的营养元素。

高血压

高血压患者需长期服用降压药进行治疗，常见药物中的依那普利、卡托普利等血管紧张素转化酶抑制剂，在长期用药的过程中有可能会导致锌元素的缺乏，造成伤口愈合缓慢、引发男性前列腺疾病、导致脱发等症状等。

一般在医院检测发现锌元素缺乏时，可通过食用含锌量较高的食物如海产品或动物内脏来摄取；如缺锌较严重则可采用药物补锌，如葡萄糖酸锌、蛋白锌等。

此外，若长期服用一些利尿剂来降压，如呋塞米、氢氯噻嗪等会加速钾离子的流失而引起低血钾。当患者血钾出现降低时，可通过多食用含钾丰富的水果或食物，如香蕉、菠萝、芝麻、香菇、黑木耳、海带等进行补钾，严重者可以通过服用氯化钾、门冬氨酸钾镁等药物来补钾。

高血脂

高血脂的患者往往会长期服用他汀类药物来控制血脂水平，而他汀类药物在抑制胆固醇合成的同时可能会致需要适量胆固醇参与合成的维生素 D 含量出现下降。维生素 D 缺乏，可能会引起骨骼肌肉系统疾病、心血管系统疾病、神经系统疾病、精神疾病等。长期服用他汀类药物导致维生素 D 缺乏时，可以通过多晒太阳、膳食摄入和维生素 D 补充剂来纠正，成人日推荐摄入量为 320IU。

慢性疼痛

长期使用布洛芬、阿司匹林等解热镇痛药可能会造成胃黏膜的损伤，从而导致胃溃疡或者胃出血引起铁元素的流失，增加患者贫血的风险。在发现缺铁时，可以通过膳食摄入含铁量较高的食物如肉类、动物肝脏等并同时补充维生素 C 来促进铁的吸收。此外，也可以在医生的指导下使用补铁剂进行治疗，如琥珀酸亚铁、乳酸亚铁等。成年男女铁元素每日推荐摄入量为 15~20mg。

心血管疾病

阿司匹林可以抑制血小板的聚集，长期使用可以预防并降低中风、心肌梗死等疾病的发作。长期服用阿司匹林可使凝血因子 II 减少，凝血时间延长，因此凝血功能障碍者，如严重肝损伤、低凝血酶原血症、维生素 K 缺乏者，应避免使用。长期服用阿司匹林，医院检测发现维生素 K 缺乏，可以适当补充一些富含维生素 K 的食物，如西兰花、煮熟的菠菜或香菜、西芹、青椒、生菜、蛋黄、猪肝、绿茶、带皮的苹果等，严重者可在医生的指导下选用维生素 K 进行相关治疗。

糖尿病

糖尿病患者的高血糖状态与低胰岛素水平，可能会致体内的维生素 C 的摄取、吸收与转运发生障碍，而维生素 C 是促进胰岛素的分泌及提高组织对胰岛素敏感性的重要成分。糖尿病患者长期服用降血糖药物时，可通过服用维生素 C 片或食用富含维生素 C 的食物与水果，如西红柿、菠菜、猕猴桃、柚子、橘子等，来补充适量的维生素 C。成人维生素 C 的每日推荐摄入量为 100mg。

慢性病的治疗是一个长期的过程，擅自减量停药不可取，只关心治疗药物而忽视微量元素的补充也是问题多多，药效降低是一方面，不良反应增加则更为严重。药物的合理使用很重要，所以请牢记在长期吃药时注意补充营养。

慢阻肺：怎样用药才规范

◎卜小宁 施焕中

咳嗽、咳痰、久咳不止、呼吸困难……初春乍暖还寒，身边的不少"老肺病"又痼疾重犯了。早春三月，昼夜温差变化大，是慢性阻塞性肺疾病（简称慢阻肺）容易反复发作的季节。药物治疗用于预防和控制症状，减少急性加重的频率和严重程度，提高运动耐力和生命质量，因而治疗慢阻肺，合理用药是极为关键的环节。

治疗慢阻肺，哪些药物最常见？

支气管扩张剂

支气管舒张剂可松弛支气管平滑肌、扩张支气管、缓解气流受限，是控制慢阻肺症状的主要治疗措施。主要的支气管舒张剂有 β_2-受体激动剂、抗胆碱药及甲基黄嘌呤类，可根据药物作用机理及患者的治疗反应选用。短效支气管舒张剂价格低廉，长效制剂使用方便。联合应用不同作用机制与作用时间的药物可以增强支气管舒张作用，减少不良反应。

β_2-受体激动剂：主要有沙丁胺醇和特布他林等，为短效定量雾化吸入剂，数分钟内起效，15~30分钟达到峰值，疗效持续4~5小时，建议24小时内不超过8~12次。主要用于缓解症状，按需使用。福莫特罗为长效定量吸入剂，1~3分钟起效，作用持续12小时以上，每天2次。茚达特罗是一种新型长效 β_2-受体激动剂，2012年7月已在我国批准上市，该药起效快，支气管舒张作用长达24小时，每日1次可以明显改善肺功能和呼吸困难症状，提高生命质量，减少慢阻肺急性加重。

抗胆碱药：主要有异丙托溴铵气雾剂，可阻断M胆碱受体，定量吸入时开始作用时间较沙丁胺醇慢，但其持续时间长，30~90分钟达最大效果，可维持6~8

小时，每日 3~4 次，长期吸入可改善慢阻肺患者的健康状况。噻托溴铵是长效抗胆碱药，可以选择性作用于 M_1 和 M_3 受体，作用长达 24 小时以上，每日 1 次，长期使用可改善呼吸困难，提高运动耐力和生命质量，也可减少急性加重频率。

茶碱类药物：可解除气道平滑肌痉挛，在治疗慢阻肺中应用广泛。该药还有改善心搏出量、舒张全身和肺血管、增加水盐排出、兴奋中枢神经系统、改善呼吸肌功能及某些抗炎作用。但总的来看，在一般治疗剂量的血浓度下，茶碱的其他多方面作用不很突出。缓释型或控释型茶碱每日口服 1~2 次可以达到稳定的血浆浓度，对治疗慢阻肺有一定效果。

磷酸二酯酶 4（PDE-4）抑制剂

PDE-4 抑制剂的主要作用是通过抑制细胞内环腺苷酸降解来减轻炎症。该类药物中罗氟司特已在某些国家被批准使用，尤其对于存在慢性支气管炎、重度至极重度慢阻肺、既往有急性加重病史的患者效果较理想。罗氟司特不良反应：最常见的有恶心、食欲缺乏、腹痛、腹泻、睡眠障碍和头痛，发生在治疗早期，可能具有可逆性，并随着治疗时间的延长而消失。对照研究结果显示，在罗氟司特治疗期间出现不明原因的体重下降（平均 2kg），因此建议在治疗期间监测体重，低体重患者避免使用。对有抑郁症状的患者也应谨慎使用。罗氟司特与茶碱不应同时应用。

其他药物

祛痰药（黏液溶解剂）：慢阻肺患者的气道内产生大量黏液分泌物，可促使其继发感染，并影响气道通畅，应用祛痰药似有利于气道引流通畅，改善通气功能。常用药物有盐酸氨溴索、乙酰半胱氨酸等。

抗氧化剂：慢阻肺患者的气道炎症导致氧化负荷加重，促使其病理生理变化。应用抗氧化剂（N- 乙酰半胱氨酸、羧甲司坦等）可降低疾病反复加重的频率。

免疫调节剂：该类药物对降低慢阻肺急性加重的严重程度可能具有一定作用，但尚未得到确证，不推荐作为常规使用。

慢阻肺，该不该吸入激素？

有人说，慢阻肺患者如果经常使用吸入性糖皮质激素治疗，担心不良反应比较多。那么慢阻肺，该不该吸入激素？

其实，长期规律吸入激素适用于肺功能中 FEV1 [1] 占预计值 %<50%（肺功能属于重度和极重度）且有临床症状及反复加重的慢阻肺患者。吸入激素和 $β_2$- 受体激动剂联合应用较分别单用的效果好，目前已有氟地卡松 / 沙美特罗、布地奈德 / 福莫特罗两种联合制剂。研究发现，对 FEV1 占预计值 %<60% 的患者规律吸入激素和长效 $β_2$- 受体激动剂联合制剂，能改善症状和肺功能，提高生命质量，减少急性加重频率。不推荐对慢阻肺患者采用长期口服激素及单一吸入激素治疗。

如果咳嗽加重，可以用止咳药吗？

慢阻肺患者的痰液一般较为黏稠，不易咳出，痰液刺激气道或喉部神经末梢，从而引起咳嗽，如果能够有效祛痰，则咳嗽自然减轻，故祛痰止咳药中祛痰是主要的，慢阻肺患者绝大多数情况下不应该使用镇咳药。但如果咳嗽十分严重，影响患者的生活质量，且痰液不很黏稠，可以适当应用止咳药缓解症状。

慢阻肺药物治疗中的误区有哪些？

过于重视口服药，忽视气雾剂的使用

与口服药物相比，吸入剂的不良反应小，且直接作用在患病部位，因此慢阻肺药物治疗的给药方式上多首选吸入治疗。

在慢阻肺病情较为稳定或好转后停止用药治疗

在慢阻肺治疗过程中如没有出现明显的药物不良反应或病情恶化，则应在同一水平维持长期的规律治疗。

急性加重时自行使用抗生素

慢阻肺的病程可分为急性加重期和稳定期。稳定期患者无须使用抗生素，急性加重期指患者短期内咳嗽、咳痰、气短和（或）喘息加重，痰量增多，脓性或黏液脓性痰，由于急性加重可由除细菌感染外的多种因素引起，如病毒感染，环境理化因素等，故建议急性加重期患者到医院就诊后由医生判断是否使用抗生素，

---

[1] FEV1：一秒用力呼气容积，Forced expiratory volume in one second，简称 FEV1。

而不要自行使用抗生素。

是否该接种疫苗来预防复发？

接种流感疫苗可降低慢阻肺患者的严重程度和病死率，可每年接种1次（秋季）或2次（秋、冬季）。肺炎球菌疫苗含有23种肺炎球菌荚膜多糖，虽已用于慢阻肺患者，但尚缺乏有力的临床观察资料。

治疗慢阻肺是否有"特效药"？

慢阻肺的治疗没有特效药，强调包括药物在内的综合治疗。其中对患者的教育与管理也很重要，主要包括：督促患者戒烟；使患者了解慢阻肺的病理生理与临床基础知识；掌握一般和某些特殊的治疗方法；学会自我控制病情的技巧，如腹式呼吸及缩唇呼吸锻炼等；了解赴医院就诊的时机；社区医生定期随访管理等。

哮喘常见用药误区

◎ 王雯　施焕中

误区一：哮喘应该使用抗生素

很多人认为，哮喘是种"炎症"，应该使用抗生素治疗，但这种认识是错误的。支气管哮喘的本质的确是气道慢性炎症，但这种"炎症"不等同于平时我们讲的细菌或病毒感染所致的炎症，因而抗生素治疗是无效的。治疗哮喘的药物是能够起到舒张支气管和抗过敏作用的药物。这类药物能够迅速缓解哮喘症状，使患者恢复正常呼吸节奏。目前治疗这种"炎症"最好的药物就是糖皮质激素（简称激素）。吸入型糖皮质激素是长期治疗持续性哮喘的首选药物，应避免抗生素的滥用。在临床上，即使是患有重度哮喘的儿童，在没有细菌感染、不发烧、无并发肺炎的情况下，也不能使用抗生素。

误区二：吸入激素伤身体，不安全

很多人都会谈"激素"色变，由于担心激素类药物对身体的不良反应而不敢使用吸入激素。事实上，这种担心大可不必存在。吸入激素作为目前治疗哮喘的首选疗法，是非常安全的。这是由于吸入激素仅作用于局部，且吸入量仅为0.1%，因而不良反应极小。与口服和静脉应用激素相比，吸入激素治疗能够使药物更好地到达气道局部，从而发挥"抗炎作用"，同时不良反应明显减少。所需的药物剂量小，作用快，安全性高，疗效好，不良反应少。

另外，有的患者在吸入药物后出现了声音嘶哑、咽喉刺痛等问题，便因为惧怕这种激素药物的不良反应而不敢用药，其实这种担心也是完全不必要的。如果患者在用药时方法不得当，使药粉粘在口腔或者咽喉黏膜，则可能对黏膜造成刺激，导致口咽局部的一些不良反应，包括声音嘶哑、咽部不适和念珠菌感染等。吸药后及时用清水含漱口咽部、选用干粉吸入剂或加用储雾罐等即可减少这些不良反应的发生。除此之外，吸入激素并没有其他不良反应。

误区三：怀孕应该停用哮喘药

对妊娠期哮喘患者主张首选吸入型糖皮质激素，配合使用茶碱和 β_2-受体激动剂等支气管舒张剂，在抗炎的同时给予平喘治疗。未良好控制的哮喘对孕妇和胎儿危害很大。因为未控制的哮喘会增加妊娠的并发症（低体重新生儿和早产儿），这一危险要远远高于哮喘治疗药物对妊娠造成的风险。因此，妊娠期间使用药物控制哮喘是十分必要的。在用药方面应该听从医生的一些指导，但一定不要停药。

误区四：症状缓解后可立即停药

这里要特别强调，哮喘症状缓解后就立即停药，是极其不可取的做法。哮喘的治疗分为两部分，发作期和缓解期。发作期是"治标"的阶段，要迅速解除气喘症状，帮助患者恢复正常状态；缓解期是"治本"的阶段，应主要针对病因进行治疗，同时提高机体免疫力，起到预防哮喘发作的作用。要想彻底治疗哮喘，就必须在缓解期按要求服药。发作时用药，而在缓解期停药，这样哮喘会反复发作，久而久之会对患者的肺功能造成严重损伤，发展成慢性阻塞性肺疾病，引起肺气肿、肺心病等严重并发症。缓解期不规律用药，是严重哮喘发作甚至突然死亡的一个重要原因。一般情况下，缓解期的用药治疗至少要维持 2~3 年。

误区五：滥用激素类药物

有些人认为，只要哮喘犯了就该立刻使用激素类药物，其实这是不正确的。治疗哮喘的激素药物在使用时，应该严格掌握哮喘发作时的特征。对于反复发作、慢性、顽固性的哮喘来说，使用激素类药物应该是最后的措施。

误区六：哮喘药物会成瘾

哮喘用药会随着病情的好转，呈现阶梯式减药的特性，若能保持长期的、规律性的用药，则哮喘就能控制好，用药量也越来越少，因此不会有药物依赖或者成瘾的问题。

哪种催眠药效果最好？

◎ 张卫华

很多人都有过失眠的经历，或者是偶尔，或者是长期。大家有很多对付失眠的办法，比如数数、听音乐、睡前喝牛奶等。但是，当失眠发展到一定程度的时候，多数人都不得不服用催眠药。与感冒药、止泻药等其他家庭常备药品不同的是，催眠药是精神类药物，服用时的注意事项很特别，用催眠药的朋友有必要了解一下。

哪些药是催眠药？

催眠药是一类可以对中枢神经系统产生抑制作用的药物，通过降低中枢神经系统的兴奋性，使服药者产生安静和思睡的状态。临床上使用的催眠药有两大类：一是苯二氮䓬类，习惯上也称为"安定"类，常用的有艾司唑仑（别名舒乐安定）和咪达唑仑。这一类药物的品种很多，其他如阿普唑仑、劳拉西泮、奥沙西泮、氯硝西泮等，主要作为抗焦虑剂使用，对伴有明显焦虑的失眠患者，也可以作为催眠药使用。另一类药物是非苯二氮䓬类，包括唑吡坦、佐匹克隆及右佐匹克隆、扎来普隆等三种。

催眠药如何改善睡眠？

催眠药的共同作用是缩短潜伏期，即加快入睡；减少入睡后觉醒，提高睡眠连续性；延长总睡眠时间。

另一方面，催眠药对服药者的睡眠感受可能也有改善作用。国外有研究者借助多导睡眠图记录仪进行过一个有趣的试验，同样是唤醒处于浅睡眠的受试者，没有失眠的人会报告刚才"睡着"了，而有失眠的人大多会报告"根本就没有睡着"。这个发现提示失眠者对睡眠的感知可与实际睡眠情况不相符。催眠药治疗有可能改善一些失眠者的睡眠感受，从而使他主观感受到睡眠质量的提高。

哪种催眠药效果最好？

理想的催眠药，应该具备以下优点：起效迅速，服药后能够很快入睡；维持时间适当，太短了"睡不够"，太长了"睡不醒"，这都会影响对睡眠的满意度；无后遗作用，睡醒后头脑清醒、精神饱满，没有仍昏昏欲睡的感觉，不影响日间功能；无耐受性，必要时长期使用持续有效；没有依赖性，没有撤药反应，不需要时可以"随时"停用；有助于睡眠结构"正常化"，或者至少无不良影响；安全性佳，没有严重的不良反应的风险，特别是不抑制睡眠中的呼吸功能。

目前的药物都不能完全达到上述理想的标准。睡眠是大脑的一种高级功能，它的发生和调节机制非常复杂，还没有发现单凭哪一种物质就足够诱导睡眠或是在睡眠调节中不可或缺。因此，预期未来开发出完全符合这些条件的药物的可能性也是微乎其微。之所以强调这一点，是希望有些患者打消寻找让自己能够睡个好觉的"特效药"的念头和行为。

服药前需做哪些准备？

首先强调两点，一是所有催眠药都是处方药，必须在医生的指导下使用；二是失眠的发生和发展过程很复杂，与个体的身体素质、性格特点、生活经历、躯体健康状况以及抑郁障碍、焦虑障碍等精神疾病都有着程度不同的联系，因此往往需要综合治疗，催眠药只是整体方案的一个部分，对催眠药的疗效，不宜过高期望甚至作为唯一的"依靠"，但也不宜盲目拒绝。

催眠药治疗的同时，应坚持良好的睡眠卫生习惯，如作息规律，特别是养成准时起床的习惯，夜间卧床时间应适当，在不能进入睡眠时不宜长时间躺在床上。还要总结一下自己的睡眠节律，即发生失眠之前的不少于1个月的时段中，通常情况下自己会在几点感到困倦、想睡，几点上床睡觉，早上几点醒来、几点起床等。这几个时间点对下一步选择适当的服药时间，有重要的参考作用。

对催眠药的疗效还要有一个合理的期待。总体上讲，现有药物之间的疗效差别不大，大约都在 70%。对同一种药物，疗效和不良反应个体之间差异较大，也就是说，一个人感觉疗效很好没有不良作用的药物，另一个人服用后可能没有明显效果，或者感到不能耐受其不良反应。因此，不宜照搬其他患者的经验而自行购药服用。

服用的基本原则是什么？

按需、间断使用是基本原则。也就是说，只在有需要的时候服用，最好不要连续使用。

那么如何判断自己是否"需要"呢？至少应该在超过平时的入睡时间以后，仍感觉没有困意，但希望入睡的情况下服用。比如，您平时在晚 10 点左右就会感觉困意然后去上床睡觉，今天已经过了 10 点半仍无困意，此时就可以服用催眠药，几分钟后再去卧床，如果 10 点多已经感觉困意，卧床后又能入睡，今晚就不必再服药，即使仅睡 1~2 个小时后就醒来，当天也不要轻易再去服药。

另一个原则是剂量要充分，但也不要超量。比如，有的患者在服用唑吡坦几天后，发现服 10mg 要比 5mg 睡得时间更长、更深一些，但出于对药物不良反应（如担心发生肝肾损伤）的过分担心，不敢轻易服 10mg，而是先服 5mg，过 1~2 个小时仍不能入睡时再服 5mg。这种做法对"预防"不良反应的发生一般没有实质性帮助，而且由于疗效不够"彻底"，反而更不利于达到较为理想的治疗效果，还会起到不断强化过分关注睡眠的作用，以致增加失眠发生"慢性化"的风险。正确的做法是每晚只一次足量服用催眠药。

另一方面，一些患者则喜欢自行增加药量，服最大推荐剂量的 1 片还不能入睡时，就服 2 片、3 片甚至 10 片以上，以获得能够"睡着"的感觉。其实这种情况下的"睡眠"，更可能是一种"麻醉"状态。一种药物治疗剂量范围的制定，是以对大量人群的临床试验数据为依据的，是适用于绝大多数患者的。根据临床经验，如果服用最高推荐剂量的效果仍不理想，超剂量服用获得良好效果的可能性也是非常小的。自行超量服用某种催眠药，如果持续一定的时间，形成对这种药物滥用和依赖的风险会大大增加。

第三个原则是催眠药不要和酒类合并使用，也不宜两种或以上的催眠药合并使用。有的患者体会到，喝酒后再服用催眠药，比单独服药入睡更快，因此晚上故意喝点酒，甚至以酒代替水冲服催眠药。还有的患者，是先服一种药物，过了自己期望的时间仍不能入睡，就再服另一种药物，或者干脆同时服用两种甚至更多种的药物。这两种做法都是不可取的，一方面会再增加睡眠中发生呼吸抑制的风险，而程度严重的呼吸抑制甚至会危及生命，即使呼吸抑制的程度尚不严重，也可能会影响睡眠的质量，虽然"睡了一夜"，早上醒来时却有"整夜没睡"的感觉；另一方面，这两种做法都可能增加发生药物依赖的风险。

第四个原则是积极配合医生治疗和失眠有关的躯体、精神疾病。前面已提到，失眠的发生有复杂多样的原因。如果医生诊断您患有其他疾病，如抑郁或焦虑障碍就是很常见的情况，此时应积极配合医生治疗这些疾病。

催眠药安全吗？

现有的这些催眠药，可以说毒性较小、安全可靠，在合理使用的前提下，一般不会出现"损肝伤肾"，也不会导致"大脑受到损伤"。不自行用药，不自行增加药量，是避免出现严重不良反应的基础。

催眠药常见的不良反应有：头痛、头昏、眩晕、乏力、反应迟钝；运动失调、精神和运动功能减弱；口干、苦味等不适口感；视物模糊，以及恶心、呕吐、上腹部不适等胃肠道反应。老年人出现这些不良反应的风险会更高些，因此老年人的推荐剂量一般较低些，特别是初次服用时。

耐受性和反跳性失眠则是催眠药比较"独特"的不良反应。耐受性是指催眠的效果会随着连续使用时间的延长而下降，有的患者可体会到，"服药第 1 晚睡得特别香，第 2 晚睡得就不那么深但还算满意，第 3 晚就睡不着了"。反跳性失眠是指每天使用连续数天至数周后，突然停药会出现撤药反应，表现为失眠加重，噩梦多，昼夜感到紧张、焦虑等。

还有些患者服药第二天会有残留效应，即白天仍感到困倦、嗜睡，没精神，这会对日间的社会功能有不同程度的影响，甚至增加事故发生的风险。

催眠药会让人"成瘾"吗?

应该说,目前临床使用的催眠药,都存在发生依赖的风险。但在医生指导下合理使用,发生依赖性的风险是很小的,不必过分担心。防止依赖性发生最重要的是不自行服药特别是不自行合并使用几种催眠药,同时不自行增加药物剂量。

最后再次强调,失眠的发病和治疗相当复杂,需要医生全面评估您的情况后进行综合的治疗。本文所谈的内容,只是催眠药使用中应注意的一些基本问题,希望有助于增加您对催眠药的了解。如果您有失眠,这些内容不能代替您的就医诊治,我们不希望您据此自行服用催眠药。

治疗溃疡病，无须消炎药

◎ 李增烈

一位从基层来的农民患者，手里拿着一沓检查、化验、治疗收费单，坐在医生面前。"我今年45岁了，因为两年多来每天胃痛。半个月前，我接受医生的劝告，在县医院做了胃镜检查，虽然有些不舒服，我还是坚持下来了。"他把胃镜报告单递给医生，上面写着：胃体部多发性溃疡，幽门螺杆菌阴性。

"医生告诉我要打吊针消炎。我按医生的处方，接连打了7天。"

医生翻看着门诊病历和注射单，上面记录着：头孢曲松钠3.0；生理盐水250mL，皮试阴性；S.静脉点滴，每日一次，连续7日；替硝唑0.4；S.同上。

"好不容易把七天的针打完了，医生说还要打七天……"

医生让他伸出肿得硬硬的双手来看一下，他苦涩地说："胃痛没好，反而添了个恶心、呕吐的毛病，更不想吃饭了……"医生安慰了他一番，给他开了血常规化验，结果正常。

第二天的肝功化验显示转氨酶轻度升高。医生告诉他不要紧，不打那个吊针就会正常了，但得进行溃疡病的治疗。溃疡病吃药就能治好。

他听了轻松许多，问："大夫，我的溃疡病还要打针消炎吗？"

"溃疡病不是我们平日所见到皮肤感染后、烧伤后那种溃疡，那种溃疡大都是由细菌引起的，所以必须用消炎药，也就是抗生素类药，不杀灭细菌，溃疡很难长好。而胃溃疡、十二指肠溃疡是另外一回事，虽然目前发病原因还不完全清楚，但胃酸的侵蚀作用十分重要，服用降低酸度和修复胃肠黏膜的药物，有很好的疗效，除了下面要说的治疗幽门螺杆菌感染（阳性）外，抗生素起不了什么作用。"

医生的这番解释似乎并没有解决问题，他仍然说："医生，我还有胃炎呢，发炎要消炎！"

医生解释："发炎有两大类，一类是由致病细菌引起的，像肺炎、盆腔炎、肠炎……当然要用抗生素治疗。另一类炎症，如骨性关节炎、肌炎、软组织外伤后的炎症……祸根不是细菌，称为无菌性炎症，抗生素并无疗效。"

"不需要用而用，就是滥用。大家都知道，是药三分毒，您的手肿就是药物刺激血管和药液外渗造成的，转氨酶升高是肝脏受到了药物损伤的表现。抗生素对肾脏、神经、血液、胃肠道毒性反应并不少见，而二重感染更加危险，过敏反应、药物热也十分常见。"

"在治疗胃肠病时有两个例外，那就是溃疡病或活动性胃炎有幽门螺杆菌感染时，应该根治这种细菌，此时必须使用敏感的抗生素，而且要两种或两种以上并用。同时，用强力抑酸剂来提高抗生素的有效浓度，才能杀菌成功，用药的时间，同样不能太长。第二个例外是，如果溃疡病之外，同时还患有细菌性炎症，当然还要用抗生素消炎。"

最后，这位农民朋友很满意地接受了医生的处方，疗程八周。八周后，他感觉症状完全消失。医生要他复查胃镜，做到彻底治愈。

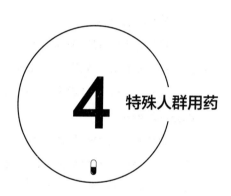

4 特殊人群用药

"全或无"理论的三个特例

◎ 冀连梅

有些备孕的妈妈可能听说过，在早孕初期（从末次月经第一天开始算4周内），大部分药物对胚胎的影响是"全或无"，即要么没有影响，要么就会导致流产，一般不会导致胎儿畸形。

是谁"逍遥法外"？

没错，99%的药物都适用于上述"全或无"的理论，未必会给胎儿带来伤害。但不容忽视的是，确实存在几种不适用于这个理论的特例药物。

这些药物包括利巴韦林、异维A酸（曾用名：异维甲酸）以及预防麻疹、风疹、腮腺炎的疫苗。

由于这些特例药物在人体内的清除半衰期长，身体要把药物完全从体内排出需要很长的时间，有时甚至是几个月的时间，同时这些药物又明确致畸，所以不仅孕妈妈，连备孕期女性也绝不可接触，否则药物残留在体内会增加胎儿畸形的风险。

利巴韦林：由药名引发的误会

有一段时间，微博上不断有网友询问：利巴韦林是抗生素吗？能用它治疗病毒性上呼吸道感染吗？这个药治疗轮状病毒安全吗？这可能表明，此药在国内滥用相当严重。那么这个药在国外的使用情况是怎样的，它的不良反应又如何呢？我们来看一下：

利巴韦林俗称"病毒唑"，就因为俗称里带有"病毒"二字，很多人就以为它对什么病毒都管用，于是就滥用这个药治疗各种病毒引起的病。这里说说它在美国的使用情况。

"病毒唑"并不治疗这些病毒

利巴韦林是一种抗病毒的老药，不属于抗生素，在美国没有针剂，只有雾化吸入和口服两种给药方式。

根据 FDA 规定，雾化方式只用于呼吸道合胞病毒引起的重度下呼吸道感染，尤其是早产儿、有肺部基础疾病的住院患者的感染，通常不用于治疗普通上呼吸道感染，也就是我们常说的病毒性感冒；而口服方式是与干扰素联合使用治疗慢性丙型肝炎，不推荐给 3 岁以下的幼儿使用。

普通病毒性感冒和轮状病毒感染等属于自限性疾病，也就是可以自愈的疾病，通常不主张使用抗病毒药物。一般治疗选择是对症支持疗法，出现什么症状就治疗什么症状，所以利巴韦林并不适用于治疗这些疾病。

即使接触 1%，也有致畸风险

由于利巴韦林是老药，对它的临床研究很多，因此收集到的不良反应也很多。用于儿童常见的不良反应包括厌食、失眠、贫血、头疼等。

除了常见的不良反应，FDA 关于这个药有严重不良反应的警告，其中第一条就是：对胎儿有致畸性！即使接触低至 1% 的治疗剂量也会产生明显的致使胎儿畸形的可能性。因此育龄女性及其性伴侣应该在使用这个药的 6 个月内避免怀孕。怀孕中的医务人员也应避免为患者操作利巴韦林的雾化吸入。

鉴于其诸多需要监测的不良反应，在美国它是处方药，必须凭医生处方购买并且在医生和药师的指导下使用。

由此可见，备孕女性及怀孕 6 个月以内的孕妈妈绝对不可以接触利巴韦林。如果有医生为你开具这种药物，你可以尝试着和医生沟通以上信息。

其他接触途径潜在危害大

目前国内还有一种利巴韦林滥用的现象不容忽视，即使孕妈妈不直接使用药物，也可能会从别的途径接触到。

曾经有网友披露一个触目惊心的现象，即某些幼儿园为了预防手足口病，在每天晨检时给小朋友们喷利巴韦林，这是让人非常震惊的事情。很多人会意识到，幼儿园不应该给小朋友每天喷利巴韦林，因为它不是一个预防性药物。

另外，幼儿园里已经怀孕的老师和备孕的老师，要是不知道这种药对她们以及宝宝的潜在危害，每天给自己班级里的小朋友喷这种药，会给她们带来灾难性的伤害。不仅如此，这种滥用还会造成另外一种潜在危害：在幼儿园每天喷了利巴韦林的小朋友回家之后，如果密切接触了正在备孕或者已经怀孕的妈妈，都可能会对胎儿造成影响。

异维 A 酸："战痘"会误伤宝宝

对于我们爷爷奶奶那辈人来说，很多人的记忆里会有着难以忘怀的"战斗"的青春；而对于生活在和平年代的我们来说，很多人的记忆里也会有难以忘记的有关"战痘"的青春。

当单纯清洁皮肤以及控制饮食解决不了青春痘时，爱美的青年男女们往往会寻求药物的帮助。异维 A 酸类药物便是治痘的药物之一。它是维生素 A 的衍生物，是治疗青春痘的有效药物，包括口服制剂异维 A 酸胶丸（曾用名"异维甲酸"）和外用制剂维 A 酸（曾用名"维甲酸"）、异维 A 酸。

该类药有明确致畸胎作用，可导致胎儿自然流产或者新生儿先天性缺陷，包括神经畸形、颅面部和心血管畸形等。如果不是患有结节囊肿性青春痘之类的重症或者出油特别多，一般不需要口服异维 A 酸类药物（如泰尔丝），尤其是育龄女性。不得不口服异维 A 酸胶丸时，服药后 3 个月内不能怀孕。外涂维 A 酸、异维 A 酸药膏时，停药的时间可以稍微短点，但也需要停药 1 个月以后才可以考虑怀孕。

口服异维 A 酸胶丸一次的剂量就足以导致胎儿畸形，因此 FDA 推行的防范措施包括以下三种：

（1）此药只能凭医生的处方购买，而且医生开出的处方有效期仅为 7 天，超过 7 天再去取药时，药师会拒绝发药并告知患者重新看医生开处方；

（2）患者到药房取这种药时，必须提供有效的未孕证明才可以拿药；

（3）患者必须在用药前后 1 个月和服药期间采用两种以上避孕方式（如口服避孕药＋戴避孕套）避孕。

麻风腮疫苗：接种后 3 个月内不宜怀孕

风疹又叫德国麻疹，它是由风疹病毒引起的急性呼吸道传染病，常见于儿童，成人也会得这个病。它对孕妈妈影响非常大，可导致流产、早产和胎死腹内。侥幸存活下来的胎儿，也多为低体重儿，还可能伴有多种先天性疾病，感染此类病毒的婴儿 1 年内死亡率高达 10%~14%，有些疾病甚至延迟至数年后才显现出来，被总称为先天性风疹综合征。因此，孕妈妈一旦不幸感染了风疹，通常不得不痛苦地放弃胎儿。

其实，风疹是可以预防的，育龄女性接种预防风疹的疫苗是最有效的方法。接种一次，免疫力可以持续 5 年以上。

按照国际优生优育标准，青春期女孩如果血液化验风疹病毒抗体 IgG 呈阴性，要进行风疹疫苗接种；育龄女性孕前检查时也要检查风疹病毒抗体 IgG，如果是阴性结果同样要进行接种。之所以将麻疹、风疹、腮腺炎这 3 种疫苗写在一起，是因为目前在国内没有单独的风疹疫苗，一般一打就是麻疹、风疹、腮腺炎三联减毒活疫苗或者麻疹、风疹二联减毒活疫苗，通常用于幼儿的预防接种。

如果备孕时血液化验提示风疹病毒抗体 IgG 阴性，就可以注射麻疹、风疹、腮腺炎三联疫苗获得抗体，但一定要在接种 3 个月后备孕。因为这个疫苗属于减毒活疫苗，病毒还有一定的活性，接种后大约需要 3 个月的时间活病毒才能完全从人体清除，因此注射风疹疫苗后 3 个月内不宜怀孕。另外，孕妈妈一旦接种风疹疫苗，将会和感染风疹病毒一样对胎儿造成不良的影响，所以，孕妈妈千万不能接种风疹疫苗。说到这儿，可能大家对接种疫苗比较谨慎了，担心宝宝接种这种疫苗会不会有严重不良反应。不会的，这个疫苗虽然是活疫苗，但它是减毒的，只是可能对孕妈妈肚子里的宝宝造成致畸的影响，不会对出生后的宝宝有影响。

那是不是孕期什么疫苗都不建议接种呢？也不是。有两种疫苗目前还是主张孕妈妈接种的。其一是狂犬疫苗。这个疫苗是死疫苗，不会对肚子里的宝宝造成影响。另外，狂犬病一旦发病，病死率 100%，没有任何药物以及医疗手段可以治疗，因此必须提前接种疫苗来预防得上这种可怕的疾病。另一种疫苗是流感疫苗，这是一种死疫苗，不具有引发流感的活性。目前越来越多的医学证据表明，孕期接种流感疫苗的受益要明显大于风险，不仅保护孕妈妈，也保护腹中胎儿。

孕二胎，药师有话说

◎ 徐蕾　解双蔚　路敏

随着二胎政策的开放，相信越来越多的妈妈们会开启她们的二胎时代。本文就孕期如何合理用药进行简单介绍，为孕妈妈助力。

在漫长的十月怀胎中，我们的准妈妈们也许会受到疾病的侵害，会与其进行一场关乎宝宝健康的保卫战。如果用药不当就会导致胎儿畸胎、死胎。但如果生病不用药，也会耽误病情，对孕妈妈及宝宝造成不良影响。

药物对不同孕期胎儿的影响

首先，让我们先了解一下药物对不同孕期胚胎（胎儿）的影响及危害，也就是我们常担心的胎儿畸形问题。

胚卵分裂增殖期

为受精后 1~2 周，表现为"全"或"无"的影响，"全"是表示胚胎受损严重而死亡，最终流产；"无"是指无影响或影响很小。

器官发育期

药物致畸的敏感期，受精后 3 周至 3 个月胎儿心脏、神经系统、呼吸系统、四肢、性腺及外阴相继发育。妊娠 3~8 周，中枢神经系统、心脏、肠、骨骼及肌肉等均处于分化期，具体为神经组织于受精后 15~25 天、心脏于 20~40 天、眼睛于 24~39 天、肢体于 24~46 天、外生殖器于 36~55 天。

致畸药物在此期间可影响上述器官或系统，如沙立胺度（反应停）可引起胎儿肢体、耳、内脏畸形；雌孕激素、雄激素可引起胎儿性发育异常；叶酸拮抗剂可导致颅面部畸形、腭裂等；烷化剂如氮芥类药物可引起泌尿生殖系统异常，指（趾）畸形；抗癫痫药物、抗凝药等均可引起畸形。

胎儿形成期

为妊娠 3 个月至足月，器官形成过程已经大体完成，牙、中枢神经系统或女性生殖系统还在继续分化发育，易受药物不良影响，导致各器官发育迟缓和功能异常。其他器官一般不致畸，但根据致畸因素的作用强度及持续时间也可影响胎儿的生理功能和生长发育。

如妊娠 5 个月后服用四环素可使婴儿牙齿黄染，牙釉质发育不全；妊娠期服用镇静、安定药（如地西泮）、麻醉、止痛、抗组胺药或其他抑制中枢神经药物，可抑制胎儿神经的活动，甚至影响大脑发育；妊娠后期孕妇使用双香豆素类抗凝药、大剂量苯巴比妥或长期服用阿司匹林，可导致胎儿严重出血，甚至死胎。

临产期使用某些药物如磺胺类、大剂量维生素 K 等，对红细胞缺乏葡萄糖 -6- 磷酸脱氢酶者可引起溶血。分娩前使用氯霉素可引起新生儿循环障碍和灰婴综合征，以及使用痢特灵会抑制新生儿的造血功能，造成黄疸、溶血性贫血等。

孕期常见病的用药攻略

下面说说孕妈妈在对抗常见疾病时选用哪些药物更能保护好自己和宝宝。

最权威的美国食品药品监督管理局（FDA）依据药物对胎儿的危害性将妊娠用药分为 A、B、C、D、X 五个级别，A 级对胎儿的影响甚微，是最安全的一类；B 级较安全；C 级可能对胎儿有致畸作用或其他不良影响，但在妊娠期女性中安全性资料不足。D 级已有证据证明对胎儿有危害，X 级已证明对胎儿有严重危害。

由此我们可以看出，A 级和 B 级在妊娠期应用较安全，是相对安全的药物，可以列入"白名单"。C 级和 D 级应当权衡利弊使用，X 级禁用于妊娠或即将妊娠的患者。根据此标准我们进行以下疾病用药问题介绍。

孕期感染

应选择 B 级的青霉素类（如青霉素、阿莫西林等）和头孢菌素类（如头孢氨苄、头孢呋辛、头孢克洛等），这两者虽对血 - 胎屏障穿透性不高，然后其组织体液浓度仍可达到对敏感菌的杀菌水平，该类药毒性又低，因此可安全用于妊娠各期感染患者。

若对青霉素过敏和衣原体、支原体感染的孕妇，可服用 B 级红霉素类（如红霉素、阿奇霉素等），若出现发热症状，可服用相对安全的 B 级解热镇痛药对乙酰氨基酚。若出现由真菌引起的阴道炎症可用 B 级的抗真菌药（克霉唑、制霉菌素），一般用法为阴道给药。

妊娠高血压综合征

对妊娠合并高血压疾病的处理原则与未孕要有不同，需要权衡降压药对子宫胎盘血流量和胎儿的影响，故在孕期较合适降压药物如 B 级的拉贝洛尔，无致畸作用，口服用药不会减少胎盘血流灌注，反而有利于胎儿宫内生长。

妊娠合并糖尿病

B 级的胰岛素（皮下注射）不宜透过胎盘，对孕妇并发糖尿病者是最安全的降低血糖的药物。口服的如格列苯脲等，在胰岛素不能使用的情况下（如过敏），孕期也可用。

妊娠合并甲亢或甲减

甲亢患者病情较轻者，一般不用抗甲状腺药物治疗，因其易通过胎盘。但病情重者可选用孕期甲亢首选的 D 级丙基硫氧嘧啶，因为该药透过胎盘屏障的比例更小一些。而甲减患者可以选择左甲状腺素钠（A 级），但服用剂量要严格按照医嘱服用，且定期监测甲功五项，根据结果调整剂量。

特别注意是甲亢治疗常加用左甲状腺素钠以减少甲减和突眼等情况发生，而妊娠期间患者则不宜合用，因为合用时需要增加抗甲状腺药物的剂量，这样可能会导致胎儿甲状腺功能减退。

妊娠期用药牢记这 6 点

药师提示：妊娠期用药应注意以下几个原则。

（1）妊娠期，尤其在妊娠期早期，尽可能避免用药（包括保健品），尤其是已确定或怀疑有致畸作用的药物；

（2）因疾病确实需要用药时，应选择同类药物中最安全的，首选 A 级（各种水溶性维生素、正常剂量的脂溶性 A、D、氯化钾等）、B 级药物，应避免使用 C 级、D 级药物，禁用 X 级药物（阿维 A、艾司唑仑片、甲氨蝶呤、利巴韦林、米索前列醇、炔诺酮、沙利度胺、丙酸睾酮等）；

（3）在用药时，能单独用药就避免联合用药；

（4）在用药的时候，尽量小剂量短疗程用药；

（5）若病情需要使用对胎儿有危害的药物时应考虑终止妊娠；

（6）用药前请仔细阅读说明书中妊娠用药注意事项。

总之，孕妈妈在生病后应及时就医，不能不用或者擅自滥用药品，且用药时一定要在医生或药师指导下使用，尽量避免因用药不当而造成对胎儿的损伤。

哺乳期病了，能吃药吗？

◎ 年糕妈妈

很多妈妈都会担心，哺乳期生病了还能吃药吗？药物会不会随着母乳流传给孩子？吃了药是否应该中断哺乳呢？

"乳腺发炎了，医生给开了抗生素，还能喂奶吗？"

"奶妈感冒了咋办，能吃药吗？"

"哺乳期生病只能硬扛吗，吃点中药行吗？"

以上都是在跟妈妈的互动中，经常被问到的问题。

对于不严重的疾病、不是必须用药的情况来说，能不用药当然最好不用。但是带娃这工种强度这么大，难保妈妈的身体也有扛不住的时候，遇到上述几种情况该怎么办呢？现在来给大家支几招。

哺乳期用药的几点建议

（1）大部分药物能进入母乳的剂量都比我们想象的要小（大多数药物平均不到母亲摄入量的 1%），大家不用"谈药色变"。

（2）不要因为用药停止哺乳：大多数药物在哺乳妇女是安全的，因为药物而对婴儿不哺乳或用替代乳品对婴儿危险更大。

（3）能外用就不口服，能口服就不输液。

（4）选择合适的时间用药：在哺乳结束后用药，2 次哺乳时间间隔一个半衰期以上。

（5）关于中药对孕妇、哺乳的影响的研究几乎没有，因此不建议准妈妈和母乳妈妈使用中药。

（6）必须评估婴儿处理小剂量药物的能力，尤其是早产儿、新生儿需要更加谨慎。

（7）建议抑郁症的哺乳妇女使用抗抑郁药，不对母亲进行药物治疗的风险对婴儿来说更大。

（8）不同药物在体内的代谢速度不同，尽量使用半衰期短的药物，1~3 小时为佳（半衰期的数值可以在药品说明书中查看，半衰期短的药物通常一天之内服用的次数会更多）。

（9）哺乳期的母亲因口腔手术、外科小手术等使用常规局麻药，不需要中断哺乳。

（10）可以根据哺乳期用药分级，来为妈妈们选择合适的治疗药物：一般来说 L1~L3 级（见下文具体分级说明）的药物都是比较安全的，使用时不需要停止哺乳；在治疗时尽量选择 L1 和 L2 的药物（就诊时记得告知医生自己是母乳妈妈哦）。

哺乳期用药常见问题

问题 1：乳腺发炎了，医生给开了抗生素，还能喂奶吗？

解答：不是所有乳腺炎都需要抗生素治疗，如果确实需要使用抗生素，可选择 L1~L2 分级的药物进行治疗。乳腺炎应该更加频繁地哺乳。

问题 2：母乳妈妈感冒了咋办？能吃药吗？

解答：感冒本来就不需要吃药，没有特效治疗感冒的药物，所有的感冒药都只是缓解症状。母乳妈妈应该戴上口罩，继续为宝宝哺乳。

如果感冒让你发热、头痛，影响了正常生活，可以使用一些解热镇痛药（如布洛芬、对乙酰氨基酚）。

问题 3：哺乳期生病只能硬扛吗？吃点中药行吗？

解答：能扛的扛，扛不了的赶紧去看医生，告知自己在哺乳期，请医生为你选择安全的药物。不推荐母乳妈妈吃任何中药。

再次强调，母乳是孩子最好的食物，千万别轻易断了孩子的口粮哦！

问题 4：哺乳期和孕期用药分级有何区别？

（1）哺乳期用药分级

哈勒（Hale）博士把药物的哺乳危险性分为 5 个等级：

L1 最安全：

许多哺乳母亲服药后没有观察到对婴儿的不良反应会增加。在哺乳妇女的对照研究中没有证实对婴儿有危险，可能对喂哺婴儿的危害甚微；或者该药物婴儿不能口服吸收利用。

L2 较安全：

在有限数量的对哺乳母亲用药研究中，没有证据显示不良反应增加和（或）哺乳母亲使用该种药物有危险性的证据很少。

L3 中等安全：

没有在哺乳妇女进行对照研究，但喂哺婴儿出现不良反应的危害性可能存在；或者对照研究仅显示有很轻微的非致命性的不良反应。本类药物只有在权衡对胎儿的利大于弊后方可应用。没有发表相关数据的新药自动划分至该等级，不管其安全与否。

L4 可能危险：

有对喂哺婴儿或母乳制品的危害性的明确证据。但哺乳母亲用药后的益处大于对婴儿的危害，例如母亲处在危及生命或严重疾病的情况下，而其他较安全的药物不能使用或无效。

L5 禁忌：

对哺乳母亲的研究已证实对婴儿有明显的危害或者该药物对婴儿产生明显危害的风险较高。在哺乳妇女应用这类药物显然是无益的。本类药物禁用于哺乳期妇女。

（2）孕期用药分级

FDA 把药物的妊娠危险性分为 5 个等级：

A 级：在有对照组的研究中，在妊娠头 3 个月的妇女未发现对胎儿危害的证据（也没有对其后 6 个月的危害性的证据），可能对胎儿的影响甚微。

B 级：在动物繁殖性研究中（未进行孕妇的对照研究），未见到对胎儿的影响；或者在动物繁殖性研究中表现有不良反应（除外生育率下降），但没有在妊娠头 3 个月的妇女的对照研究中得到证实（也没有对其后 6 个月的危害性的证据）。

C 级：对动物的研究证明对胎儿有不良反应（致畸或杀死胚胎），但并未对妇女进行对照研究；或者没有在妇女和动物进行研究。本类药物只有在权衡了对胎儿的利大于弊后，方可应用。

D 级：有对胎儿的危害性的明确证据，但孕妇用药后有绝对的好处，例如孕妇受到死亡的威胁或者有严重的疾病，而其他较安全的药物不能用或无效时。

X 级：在动物或人的研究中表明可使胎儿异常；或者根据人类经验有胎儿危害性的证据。在孕妇应用这类药物显然是无益的。本类药物禁用于妊娠或即将妊娠的妇女。

促排卵药的是是非非

◎ 李一宁　王秀霞

随着社会的飞速发展及人们生活环境、生活习惯的改变，不孕症的发生率在逐年增高，目前不孕症的发生率已高达 10%~15%。且随着女性社会角色的日趋重要，排卵障碍性不孕日益增多。

排卵时间可自测

首先让大家了解一下正常的排卵过程，人类每 28 天左右卵巢排卵一次，且左右卵巢交替进行。小卵泡自月经期开始孕育生长，历经 12~14 天发育为成熟卵泡，随即排出卵子，排卵后 24 小时内若不受精，卵子即退化消失。

那要如何才能知道自己的排卵时间呢？有以下几种方法：

日历表法：月经周期规律的女性，排卵通常发生在下次月经前 14 天左右。

基础体温法：正常有排卵月经周期中基础体温呈双相型，即排卵后基础体温较排卵前升高 0.3~0.5℃。一般认为基础体温的最低值或上升的前一天为排卵期，在此前后 4~5 天称为易受孕期。但睡眠不足、身体不适及情绪变化等会干扰体温的测量结果。还有 B 型超声监测卵泡发育及排卵、生殖内分泌激素测定等，但这些方法需在医生的指导下进行。

对于月经不规律、排卵障碍的患者来说，以上方法可能未奏效，此时需要到正规的辅助生殖中心就诊。

排卵障碍查原因

是什么原因导致的排卵障碍呢？有如下几点：

下丘脑功能失调导致排卵障碍：如精神创伤、运动过度、体重过轻和全身严重消耗性疾病等；

　　垂体性排卵障碍：垂体肿瘤、垂体破坏、席汉氏综合征（由产后大出血、休克时间过长引起）、高泌乳素血症等；

　　卵巢性排卵障碍：先天性卵巢发育不全、各种原因引起的卵巢早衰、卵巢功能性肿瘤、卵巢子宫内膜异位症不但破坏卵巢组织，且可造成严重粘连而致不孕；

　　多囊卵巢综合征；

　　黄素化未破裂卵泡综合征；

　　其他：内分泌代谢方面的疾病，如甲状腺、肾上腺功能失调、重症糖尿病和重度营养不良等也能影响卵巢功能导致不孕。

促排卵药有利也有弊

　　排卵障碍性不孕的患者，在经医生诊断，排除相关疾病以及输卵管、男方等不孕因素，且生殖内分泌激素水平正常后，可行促排卵治疗。促排卵药物在圆了妈妈梦的同时，也有其不良反应，主要是促排卵治疗的并发症，如卵巢过度刺激综合征、多胎妊娠、卵巢扭转等。

　　卵巢过度刺激综合征是一种人体对促排卵药物产生过度反应，以双侧卵巢多卵泡发育、卵巢增大、毛细血管通透性异常，急性体液和蛋白丢失（外渗进入第三间隙，如腹腔）为特征而引起一系列临床症状的并发症。自然妊娠中也偶有发生。它的典型症状为不同程度的腹胀、恶心、呕吐、腹泻，进一步发展为嗜睡、畏食、呼吸困难及尿量减少。常见体征为体重快速增加、腹水、少尿或无尿。血液浓缩、血容量不足、白细胞增加、电解质紊乱、胸腔积液、呼吸窘迫综合征、伴有血栓形成倾向或血管栓塞。对于年轻、体重低、卵巢呈多囊样改变或有过敏史的患者较易发生。重度卵巢过度刺激综合征的患者需住院治疗。

　　多胎妊娠是指一次妊娠同时有两个或两个以上胎儿称多胎妊娠。人类自然妊娠时多胎妊娠的发生率约为 $1:89(n-1)$（n 代表一次妊娠中的胎儿数，≥ 2，如双胎为 $1:89$）。随着促排卵药物的应用，多胎妊娠的发生率也随之增加。多胎妊娠的孕产妇其并发症及流产率、围产儿发病率、死亡率均增加。常见的母、儿并发症有子痫前期、产前贫血、羊水过多、流产、早产、产后出血、胎儿宫内发育迟缓、新生儿呼吸窘迫综合征、胎儿畸形、剖宫产率增加等。多胎妊娠也增加了家庭和社会的经济负担。规范的促排卵治疗某种程度上可以降低多胎妊娠的发生率。一旦发生多胎妊娠，可通过减胎术来减少多胎妊娠，降低多胎妊娠的并发症，改善母、儿结局。但减胎术亦有其风险。

卵巢扭转是一种卵巢增大后产生的并发症。多发生于直径为 5~6cm 的卵巢囊肿、卵巢刺激排卵后、卵巢过度刺激综合征时。表现为急性腹痛。如卵巢发生扭转，可能最后要损失一侧卵巢和妊娠。

擅用促排卵药万不可取

对于促排卵药物，有口服和针剂两种类型，无论哪种药物均需由医生根据患者的具体情况开立，指导用药。用药过程中需超声监测卵泡发育情况及子宫内膜厚度。医生会适时调整用药剂量。

现实生活中，正是由于促排卵药可以造成多胎妊娠的并发症而被很多不法商贩利用。很多家庭因为心急生小孩或是为了生出双胞胎，擅自经非正常渠道应用促排卵药物。其实，对于月经规律、排卵正常的人群来说，用与不用促排卵药物妊娠概率是没有区别的，应用促排卵药物的确会增加多胎妊娠的概率。虽然促排卵药物本身不会增加流产、胎儿畸形、新生儿发病等概率，但发生上述并发症的风险仍然是存在的。

我们曾遇到过一位多囊卵巢综合征的患者，这类患者的主要不孕原因是稀发排卵或不排卵，她自行服用促排卵药物，自认为可以有排卵、可以正常来月经，事实上她仍然没有卵泡发育、许久不来月经，这使她变得焦虑、恐慌，认为自己无法怀孕。我向她解释了她目前的病情，给予系统的检查及规范的促排卵治疗，帮助她成功妊娠，使她重拾开心的笑容。我举此例是想告诉大家，促排卵药物不可擅自滥用，排卵障碍性不孕的患者需到正规的辅助生殖中心接受医生规范的诊治。对于抱孩心切及渴望生出双胞胎的家庭，不要再妄想通过促排卵药物达成梦想，套用一句略带迷信色彩的语句"命里有时终须有，命里无时莫强求"。

"妇炎洁"不能作为药用

◎ 王树平

前不久，由某些明星代言、江西仁和药业生产的"妇炎洁"洗剂因其身份问题而备受公众质疑。因为它注册的是"消证字号"，而不是"药准字号"，所以，它不是药品，不能作为药用。

妇科洗剂的使用误区

对"妇炎洁"的质疑，问题不在它的性质，而是在于药品"姓氏"。因为，同是妇科洗剂的药品——"洁尔阴"，无论其药物成分，还是其作用，都十分相似。那么，妇科炎症，可以使用"妇炎洁"吗？

首先，要正确认识人体细菌存在的客观性。人体的皮肤、生殖器、口腔，尤其是胃肠道等处，居住着数兆个细菌和其他微生物。事实上，人体内细菌细胞的数目是人类细胞数的 10 倍；而且由各种微生物和它们的基因构成的微生物群系，并不会对人类造成威胁，反而协助了人体从消化、生长到自我防卫等基本生理机制。譬如，白色念珠菌平常与其他寄生菌一起寄生于宫颈和阴道，并不致病。如果由于阴道酸碱环境发生变化导致由于共生菌群失调，破坏了阴道的微生态环境的平衡，加之机体的抵抗力下降，它得以大量繁殖才会致病——霉菌性阴道炎。所以，有"霉菌性阴道炎是洗出来的病"之说。

其次，注意阴道炎用药的针对性。现在一些女性，不管什么原因，外阴或阴道不舒服，就去买洗液冲洗，甚至没有明显不适，平时也爱用洗液冲洗。孰不知洗液的选用是有讲究的，无论是慢性宫颈炎，还是阴道炎，首选中药洗剂治疗其实意义不大。阴道炎用药必须要有针对性。

譬如，滴虫性阴道炎表现为阴道局部发痒、出现稀薄的泡沫状白带。单纯局部用药，不易彻底消灭滴虫，应全身用药。甲硝唑（灭滴灵）200mg，每日 3 次，共用 7 天。同时局部使用甲硝唑栓 200mg，每晚放入阴道 1 次，共用 7~10 天。可连续用药 3 周。可选用酸性洗液，如醋酸洗必泰。

细菌性阴道炎，症状轻微的，无须口服药物，可用碘伏（商品名：1% 聚维酮碘溶液，药店有卖），用凉开水稀释 10 倍，（使用浓度为 0.1%~0.5%）。如果症状较重，须看专科医生，检查确定感染微生物，加口服药抗感染治疗。常用药物有四环素、美满霉素、多西环素、罗红霉素、阿奇霉素等。

霉菌性阴道炎，阴道有"豆腐渣"样或黄色凝乳样分泌物是它典型的特征，且大多数伴有外阴瘙痒。症状较轻的，可选用碱性洗液冲洗，如碳酸氢钠溶液等。"妇炎洁"等中药洗剂对霉菌性阴道炎无效，因为这些中药洗剂大多不呈碱性。亦可用 1% 聚维酮碘溶液稀释 5~10 倍，阴道冲洗。冲洗后可根据情况在阴道里放置达克宁栓或克霉唑栓。如伴有外阴瘙痒可用克霉唑软膏和新霉素氟轻松乳膏（两者混合）涂抹在阴道口，大小阴唇和阴毛部位即可，夫妇须同医。

妇科炎症多为混合感染，复发率高，必须规范治疗。最好看专科医生，切记不要相信"难言之隐，一洗了之"的鬼话。

"妇炎洁"为什么姓"消"？"妇炎洁"为什么被质疑呢？我认为需要厘清几个问题：

"妇炎洁"是药吗？

从"妇炎洁"的名称和其处方组成——苦参、百部、蛇床子、黄柏等中药来看，与同是妇科洗剂的药品——"洁尔阴"非常相似，且两者的实际效果也没有太大差别。因此，一般民众将其视为药品是很自然的事。如果"妇炎洁"同"洁尔阴"一样注册为药准字号，它就是一个地地道道的药品。但是，它注册的是消证字号，它就是消毒产品。

"妇炎洁"为什么姓"消"？

原因有三：企业钻概念不清的空子——当前药品、医疗器械、消毒剂和食品没有明确的区分概念，更没有科学的甄别标准和完整的管理体系，一般遵循的是谁审批，谁主管，这样使一些介于药—械、食品、消毒之间模糊概念的产品纷纷以械、食、消等名义混入市场。利益驱使——将药品贴上"非药品"的标签，可以绕开药品审批，容易获得"假户口"上市销售。从而达到既降低生产成本、获得高额利润，又能规避药品监管的目的。因为药品审批环节很多，包括生产条件、厂房、设备、人员、原料进货、生产管理、质量检验和售后服务等，十分严格。而食、消、械等不需要前置审批，只要企业能够提供相应部门出具的有关鉴定证书，就可以在相关部门申请批准生产，在工商部门办理营销批准手续，即可上市销售，相对容易许多。多头管理——上述的"非药品"审批部门有国家食品药品监管局、卫生部、省级食品药品监管局和省级卫生厅，形成两级、两部门审批的局面，加之审批数据不整合、信息不透明，无可供查询的统一数据库，造成文号杂乱，真假难辨；尤其一些省级审批的产品在全国范围内流通，由于拥有"合法"的身份，难以监管。

实际上，现在市面销售的名似、貌似药品还有很多，譬如：以"消证字号"身份上市的妇科千金洗液、烧伤药膏等；以"械准字号"面目出现的纳米银鼻腔冲洗液、人工肾透析液、玻璃酸钠注射剂等；以"食健字号"招牌上架的"江绿21金维""牡蛎壮骨颗粒""草珊瑚甘草良咽糖""凉嗓胖大海含片"和"儿康宁"等。如此种种，不胜枚举。

痛经：忍无可忍才服药

◎ 方健

今天，又有一位妈妈带女儿来医院开治疗痛经的止痛药。作为医生，不禁想提醒一下：

痛经是未婚女青年常见的一种症状，属正常的生理现象，月经来潮下腹疼痛，月经完毕时下腹疼痛消失。所以不应该随便服用、滥用止痛药；除非常疼痛、难以忍受时才考虑应用镇痛药，但最好在医生的指导下用药。

以下几个问题，是痛经选用止痛药时患者常问到的。在此记录下来，以供患者参考、借鉴（Q：问；A：答）。

Q1：是否每个人吃止痛药的效果不同？

A1：是的，因为痛经本身有很大部分与个人心理作用有关。每个人有不同的感受、体验，因此服药的效果也是因人而异的，更重要的是每个人痛经的原因不同，效果也不同。

Q2：如何知道哪种止痛药适合自己？是否试过好几种止痛药，才知道对自己最有用的是哪一种药？这样为了找到适合自己的药，一种一种尝试的方法，是否可行？会不会对身体有什么损伤？是应该选择一个首选药物，还是自己去勇于尝试？

A2：必须到医院找到痛经的原因，对症下药或治疗，而不是自己一个一个去尝试。为避免痛经，在月经期间应注意外阴部清洁卫生，禁止使用阴道药物及坐浴药物，不能使用各种泄剂。

如果该患者还没有孩子，建议及早要孩子。多数患者分娩后痛经明显减轻。尤其不主张用避孕药，此药抑制排卵，容易造成不孕。对原发痛经对症治疗，对继发痛经病因治疗。继发痛经还可导致不孕，所以及早妊娠对本病也是一种治疗。

另外，在生活起居上要注意保暖，不要受凉、淋雨。同时还应少吃生冷食物，不要喝冷水。

Q3：治疗痛经是中成药好，还是西药好？吃药好，还是贴痛经贴、敷热水袋就行了？

A3：治疗痛经，也有中成药与西药之分。如月月舒痛经宝颗粒，其中也加入了延胡索的止痛成分，还有红花和丹参。另外，还有一些含中药成分的痛经贴。很难说中成药好还是西药好，往往两者可能都不太理想，中成药最好要辨证使用：

（1）属气血亏虚型的宜补气养血，可用八珍益母丸、人参归脾丸或乌鸡白凤丸。

（2）属气滞血瘀型的宜行气活血，可用妇科痛经丸、益母草膏等。

（3）属肝郁气滞型的宜舒肝理气，可用加味逍遥丸或七制香附丸。

（4）属肝肾亏损型的宜滋补肝肾，可用五子衍宗丸。

（5）属寒湿瘀滞型的宜温经散寒，可用艾附暖宫丸或女金丹。

此外，美国妇科学家拉丁教授总结出一套食物疗法，有助于减轻痛经。他把食物分成"高压力食物"和"低压力食物"两大类，认为前者容易引发或加重痛经，后者则可缓解痛经。低压力食物包括有：豆类及豆制品、芹菜、黄瓜、番茄、洋葱、马铃薯、菠菜、萝卜、花椰菜、小麦、大麦、荞麦、燕麦、玉米、芝麻、核桃、杏仁、苹果、葡萄、鱼类以及各种应时水果等。一贯痛经的妇女在经期前要多吃一些低压力食物。高压力食物包括：奶油、冰激凌、牛奶、鸡蛋、糖、牛肉、猪肉、羊肉、面包及面粉制品、咖啡、红茶、巧克力等一些高热量、高脂肪、高蛋白类食物。痛经妇女在月经来潮前少食这些食物为宜。

Q4：在药店，经常见到商家将一种西药的止痛药与另一种中成药的止痛药绑在一起销售针对痛经。这样合理吗？不同品牌不同成分，危险吗？

A4：不合理，一般用一种就可以了，混用会有危险的。

Q5：如果同时伴有头痛、痛经、关节肌肉疼痛等，吃什么止痛药？

A5：可以考虑消炎痛、去痛片。

孕妇感冒，谨慎用药

◎ 石浩强

　　孕妇感冒时，症状较轻无须药物治疗；若不得不使用药物进行治疗时，应权衡利弊且尽量选择对孕妇和胎儿造成不良反应较低的药物。

　　感冒是日常生活中较为常见的呼吸道疾病，可引起头痛、咳嗽、流鼻涕、发热等不适症状。正常人在感冒时，可根据感冒症状或病因选择相应的药物进行治疗来缓解不适，然而对于孕妇而言，由于用药可能会对胎儿的发育产生影响，在用药时需格外谨慎。

症状较轻的感冒不推荐服药

　　对于感冒的孕妇而言，症状较轻的普通感冒不推荐服用药物，应多喝水、多休息，疾病自然会缓解。然而，在需使用抗感冒药缓解症状时，则切记不宜选用组分中含有阿司匹林、布洛芬、双氯芬酸钠、苯海拉明、可待因、金刚烷胺、非那西丁等成分的复方抗感冒药。对于感冒引起的咳嗽，则不宜使用含右美沙芬、磷酸可待因的口服溶液。

退烧药不宜选择阿司匹林

　　感冒引起孕妇发热时，若体温不高于38℃，可一般不予药物退热治疗，宜采用物理降温，如湿毛巾冷敷、小面积擦拭酒精等方式退热。孕早期时，对于体温高于39℃且持续3天以上时，若孕妇在排卵期后两周内感冒，用药对胎儿没有太大影响，若在排卵期2周后感冒，用药可能会影响胎儿的中枢神经系统的发育；孕中期时，可选择一些毒副反应较少的中草药，如清热灵颗粒来起到清热解毒、抗病毒、退热的作用；孕晚期时，服用感冒药一般来说对孕妇、胎儿都没有太大的影响，这时可以在医生或药师的建议下选择合适的药物。

注意！退热时，不宜选用阿司匹林及消炎痛，因阿司匹林在妊娠前三个月使用可能会引起胎儿畸形，此外阿司匹林还会影响孕妇的凝血的功能，诱发流产。吲哚美辛（消炎痛）在妊娠的后 3 个月时使用可使胎儿动脉导管闭锁，引起持续性肺动脉高压，故孕妇应禁用。

根据感冒类型选择药物

对于孕妇而言，由细菌感染引起的感冒，可根据感染的细菌类型，选用较为安全的抗菌药物进行治疗，如青霉素类和头孢菌素类。对于病毒感染引起的感冒，由于抗病毒药物多对胎儿有较大的危害，一般孕妇不宜使用。

总之，孕妇作为特殊人群，在感冒时用药需格外慎重。症状较轻无须药物治疗；感冒前期可以通过推拿、穴位按摩等非药物治疗的方式来缓解不适；若不得不使用药物进行治疗时，应权衡利弊且尽量选择对孕妇和胎儿造成不良反应较低的药物，必要时务必就医或征询医生或药师的建议。

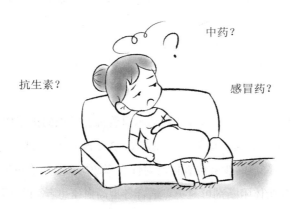

到底能不能用药？

中药？

抗生素？

感冒药？

孕期高血压，试用 5 类药

◎ 朱本浩

孕期高血压，是孕产妇特有的一种全身性疾病，其发病率为 10.32%，多发生在妊娠 20 周以后及产后 2 周，临床主要表现为水肿、高血压、蛋白尿三大症候群，重度患者伴有头痛、眼花，甚至抽搐、昏迷等。本病严重威胁母婴健康，是引起母婴死亡的主要原因之一。

长期以来医学界普遍认为妇女孕期发生高血压是暂时性的，对日后身体健康影响不大。其实不然，大量临床资料表明有孕期高血压的女性日后发生中风的概率增加 2 倍，到中老年发生高血压及心脏病的概率增加 1.5 倍，并可能是肾脏病的早期表现，孕期高血压也增加肥胖等代谢疾病的风险，增加了日后健康的危害性。

孕期高血压原则上以生活调理为主，在治疗上除血压增高严重时，一般不主张使用降压药，然而为了防止脑血管意外和胎盘早期剥离的发生，具体措施应根据患者病情确定。目前对于妊娠高血压还没有一个最合适的用药原则，一般可试用下列药物。

钙拮抗药

硝苯吡啶、尼莫地平等钙拮抗药对动脉血管都有较强的扩张作用，降压效果明显，并与用药量大小成正相关。10mg/ 次，3~4 次 / 日。为中度降压；单剂量30mg 则剧烈降压。降压时少数患者伴反射性心率加快和心搏出量增加、血浆肾素活性升高，合用 β- 受体阻断剂可避免。适合各型高血压患者，而且降压效果迅速。有妊娠高血压综合征先兆时即可使用。此类药物还有抑制子宫收缩作用，对伴有子宫收缩的高血压患者并希望继续妊娠者较为理想。据报道，国外妇科医生对患妊娠高血压孕妇都习惯使用钙拮抗剂。

甲基多巴

本品在体内产生代谢产物 α 甲基去甲基肾上腺素，激动中枢 α 受体，从而抑制对心、肾和周围血管的交感冲动输出，与此同时，周围血管阻力及血浆肾素活性也降低，从而血压下降。临床报道，甲基多巴对母婴双方不良反应较小，对胎儿血流一般不产生影响，长期服用比较安全。但也有报道可引起胎盘血流量减少，从而引起胎儿震颤和对刺激过敏。另外，甲基多巴可使胎儿脑脊液中去甲肾上腺素减少，影响胎儿组织单胺代谢途径，因此近年以较少使用。

肼苯哒嗪

本品能直接扩张周围血管，以扩张小动脉为主，降低外周阻力而降压，可改善肾、子宫和脑血流量。降低舒张压的作用较降低收缩压为强。同时还有增加或维持脑血流量的作用，对母婴双方不良反应都较小。但也有个别由于血压急骤下降而导致胎儿假死情况的发生，因此用药开始时应反复测试血压。但是应注意，同时患有心力衰竭、心绞痛、冠状动脉硬化的孕妇不可使用。

β- 受体阻断药

β- 受体可分为 β_1 和 β_2 两种亚型，故本类药物按其选择性又可分为 β_1、β_2 受体阻断药（普萘洛尔、噻吗洛尔、吲哚洛尔等）。β- 受体阻断剂，可降低心肌收缩性、自律性、传导性和兴奋性，减缓心率，减少心输出量和心肌耗氧量。据临床报道，对有蛋白尿的妊娠高血压患者口服该类药 85% 有效，对胎盘、脐带血流无不良影响。但也有报道说对蛋白尿无效。另外，有人报道妊娠 5~7 个月期间服用此类药可延缓胎儿发育。这些问题有待临床进一步观察和重视。

利尿降压药

利尿降压药分强效利尿剂（如呋塞米）、中效利尿剂（如噻嗪类利尿剂）和弱利尿剂（如保钾利尿剂）三类。妊娠高血压患者常出现明显水肿，因此有人使用利尿药降压。但利尿药不能减缓病情，反而会使血液进一步浓缩，血容量减少，加重水及电解质紊乱，故仅适用于脑水肿、肺水肿及全身严重水肿或改善血容量后的尿少的患者。一般妊娠高血压患者不宜采用，否则有可能引起病情恶化。

总之，发生妊娠高血压后要去医院请医生检查明确诊断，并指导用药。妊娠高血压，一般认为，妊娠 20 周后血压超过 140/90mmHg，或血压较以前升高30/15mmHg，并伴有蛋白尿及水肿，即可确诊。在用药过程中应常测试血压，如血压超过 150/100mmHg 可视为子痫前期，要及时进行处理，以防发生意外。

孕期抗生素到底该用吗？

◎ 高福梅

"丁零零，丁零零……"手机铃声再次响起，这是今天妇产科急诊夜班的第10个患者。张大夫快步跑到急诊室，只见到一个怀孕的准妈妈正被4个家属簇拥着。她全身上下都被厚厚的衣服包裹着，只露出两只泪汪汪的大眼睛。尽管如此，却仍然可以让人感觉到她的身体在不停地颤抖。张大夫迅速了解了患者的情况：原来是孕7个月的准妈妈发热寒战。做了相关的检查后，准妈妈怯怯地问道："张大夫，我能不用药吗？我怕宝宝不行。"

这句话已经是张大夫今晚第三次听到了。

其实，多数准妈妈都会对"孕期药物"有所抗拒。准妈妈们几乎都把关注的焦点投放到宝宝身上，却不知自己的身份对宝宝来说有多重要。母亲承载着新生命的起始，准妈妈若有身体不适，同样可能会对宝宝的健康产生不可挽回的影响。这种情况下，适当使用药物是必须的，例如我们平常使用最多的抑菌类药物。那么，如何在孕期正确使用这类药物呢？

走出"拒药"误区，该用药时就用药

孕期用药的最大误区就是：不论孕周，拒绝使用任何药物。孕期的头三个月是胎儿各器官发育的时期，这段时间确实应尽量减少药物摄入以降低对宝宝的影响。但是过了这段时间后，随着孕周的增加，宝宝及母体对药物的抵抗能力均会增强。此时当妈妈出现严重的发热、腹泻等症状时，要权衡母婴两者的利害，该用的药物一定得用，不能优柔寡断，不应对药物产生过强的抵触心理。另外，多数药物是有妊娠级别的，妊娠级别为 A 或者 B 级的药物均对宝宝影响不大，所以孕期使用仍为相对安全。

孕期用药有原则：有效、低毒是关键

当然，孕期用药也必须遵循正确的原则。总的原则是：根据医生建议，选择对胎儿损伤小又对孕妇疾病治疗有效的药物。在用药剂量上，宜选择最小有效剂量；若用小剂量能达到治疗目的，就不用大剂量。另一方面，应尽量避免联合用药，药物大多有不良反应，能用一种药物治疗的疾病就不要用两种药物。此外，对于未确定对胎儿是否有不良影响的药物则尽量少用或不用。

孕期抗生素三大类：可用、慎用和禁用

作为平时应用最广的药物之一抗生素，妊娠期到底应当如何选择呢？

首先要说的是对母体和胎儿基本无危害的几类抗生素：青霉素、头孢菌素和大环内酯类。青霉素类对人体毒性最小，不致胎儿畸形，所以在妊娠期全过程均可使用。现在投入使用的半合成复合青霉素类制剂已克服了早年青霉素的缺点，不仅较为稳定，而且抗菌谱也得到增广，还不易产生过敏反应，如氨苄青霉素、氧哌嗪青霉素、口服阿莫西林等。头孢菌素类与青霉素类极为相似，对母体及胎儿影响比较小，它比青霉素优在抗菌谱广，对酸及各种细菌产生的β-内酰胺酶稳定，过敏反应发生率低。目前的第三代头孢菌素基本无毒性，如头孢哌酮钠、头孢克洛等，孕妇全过程可使用。大环内酯类抗生素毒性低，变态反应也少，是孕期全过程可安全使用的抗生素，对于一般细菌引起的呼吸道感染，尤其对衣原体、支原体、弓形体等引起的感染来说很有效。对于青霉素过敏的准妈妈，可以考虑首选这类抗生素，如阿奇霉素等。

其次介绍应当慎用的抗生素，主要包括喹诺酮类、磺胺类等。准妈妈们在使用这几类药时需要和医生权衡利弊，确认利大于弊时方可使用。喹诺酮类药物虽然毒性低，但可影响软骨发育，引起宝宝出生后的关节病变。磺胺类药可致胎儿脑损伤或出生后新生儿黄疸，对神经、精神方面亦有影响，故妊娠期避免使用。

最后一类是孕期禁用的药物，主要包括氨基糖苷类、四环素和红霉素酯化物。这些药物对胎儿的危害已经有明确定论，除非孕妇用药后有绝对效果，否则不考虑使用。氨基糖苷类，如链霉素、卡那霉素等，在用药量大的情况下对耳、肾毒

性大，发生率为 3%~11%，该药在妊娠全过程应避免使用。四环素类，如四环素、土霉素等，有典型的致胎儿畸形作用，孕早期可致胎儿四肢发育不良和短肢畸形，孕中期可致牙蕾发育不良，可发生先天性白内障，孕后期可引起孕妇肝功能衰竭。红霉素酯化物，如依托红霉素、琥乙红霉素等，可导致孕妇肝内胆汁淤积症和肝实质损伤，引起转氨酶升高，肝大及阻塞性黄疸，其发生率高达 40%，该药在孕妇全过程应避免使用。

新生儿用药请三思

◎ 王海燕

　　新生儿阶段是人类自身比较特殊的一个时期，所用药物剂量及给药间隔、途径等，应随新生儿成熟程度和病情不同而异，不能简单按成人比例的缩小来用药。

　　新生儿是指离开母体结扎脐带到出生后 28 天内的小儿。新生儿从子宫内到子宫外，首次独立面对外界生存环境，需要完成的一系列适应性的生理变化。此时，小小的身体体温调节机制不成熟，对不稳定的环境温度很难适应；抵抗微生物感染依赖母体抗体；脏器功能发育不全，酶系统发育尚未成熟，药物代谢及排泄速度慢。随出生体重、胎龄及生后日龄的改变，药物代谢及排泄速度变化很大。因此，新生儿阶段是人类自身比较特殊的一个时期，药物治疗有特殊性，所用药物剂量及给药间隔、途径等，应随新生儿成熟程度和病情不同而异，不能简单按成人比例的缩小来用药。

一思：身体特殊性

　　新生儿及婴幼儿胃酸过低或缺乏，直到 3 岁左右才稳定在成人水平。胃蠕动差，胃排空时间延长达 6~8 小时，6~8 个月才接近成人水平。肠管长，壁薄、血管丰富、通透率高，因此新生儿口服药吸收的量难以预料，胃肠吸收功能有较大差异。不耐酸的口服青霉素类（阿莫西林等）吸收完全，生物利用度高。

　　新生儿总体液量多（占体重 80 %），若欲达到与成人相似的血浆药物浓度，儿童需要较大的初始药物剂量，首剂量之后给药间隔需延长。

　　新生儿臀部肌肉不发达，肌肉纤维软弱，由于局部血流量及肌肉容量少，因此肌内注射后药物吸收不佳。新生儿皮下脂肪少，注射容量有限，且易发生感染，故皮下注射亦不适宜。静脉注射药物吸收速度快，药效可靠，故静脉注射是危重病儿可靠的给药途径。

新生儿脂肪含量低，脂溶性药物血浆中游离药物浓度升高，这是新生儿容易出现药物中毒的原因之一。

新生儿葡萄糖醛酸转移酶活性低，药物代谢清除率减慢，与葡萄糖醛酸结合后排泄的药物如吲哚美辛、水杨酸盐和氯霉素，必须减量和延长给药时间间隔。

新生儿肾小球数量较少，1~2岁接近成人水平。一般新生儿用药剂量要酌情减少，间隔时间适当延长。出生一个月内肾功能迅速发育，最好按不同的日龄给药。

二思：给药剂量与方式

新生儿药物选用原则：综合考虑疗效、不良反应和药动学特点，尽量选用单一药物；尽量选用价廉易得药物。

药物剂量应随新生儿年龄（日龄）及病情不同而不同，新生儿期个体差异较任何年龄组都大。日龄、胎龄、病理等因素使不同药物代谢有较大差异，即使严格按公斤体重计算剂量用药，血药浓度可能相差很大；避免机械地按照成人剂量简单缩减。

给药间隔：一般以药物的说明书为准。

给药时间：

（1）根据生物钟，如糖皮质激素。因为其分泌具有昼夜节律性，每日上午7—10时为分泌高潮，而后渐下降，午夜12时为低潮。临床用药宜遵循内源性分泌节律进行，宜采用早晨1次给药或隔日早晨1次给药，以减少对下丘脑—垂体—肾上腺皮质系统的反馈抑制而导致肾上腺皮质功能下降。

（2）餐前30分钟服用：抗酸药、健胃药、胃黏膜保护药、收敛止泻药、利胆药等。

（3）进餐前片刻服用：胃蛋白酶、酵母等助消化药。

（4）餐后15~30分钟服用：水杨酸类、奎尼丁、铁剂等胃肠道刺激的及吸收缓慢的维生素类。

（5）清晨空腹服用：驱肠虫药。

（6）睡前服用：催眠药、抗肿瘤药、缓泻药及抗过敏药等。

婴幼儿常用给药途径有口服给药：片剂、颗粒剂、糖浆剂、滴剂、口服液等；注射给药：静脉滴注、静脉推注、肌内注射，一般不用皮下注射；经皮肤黏膜给药：小儿的退热贴、脐贴、灌肠、塞肛等；吸入或雾化治疗。

途径选择的依据：

（1）根据病情轻重：急症、重症患儿多采取注射给药，尤其是静脉滴注；轻症多口服给药；

（2）根据患儿的年龄：新生儿一般不采用口服给药，不能口服的患儿可以采用鼻饲；

（3）根据用药目的：对于哮喘或不会咳痰的婴幼儿，可以采用吸入或雾化治疗；

（4）根据药物性质及作用特点：地西泮灌肠比肌内注射吸收快，能更迅速地控制惊厥。

三思：防止药物滥用

新生儿体内有来自母体的一些免疫球蛋白，6个月以后逐渐消失。此时易受微生物感染。此后缓慢地产生各种抗体，微生物感染对此有促进作用。常用抗菌药物杀灭病原体不利于自身抗体的产生，削弱了婴幼儿的抗感染能力，且多种抗生素还具有免疫抑制作用。因此，小儿轻度感染加强护理即可促进其自愈，以少用抗菌药物为宜。实际上对非细菌性感染，使用抗菌药物既不能缩短病程，也不能减轻症状，相反导致了耐药菌株产生、真菌感染及二重感染。

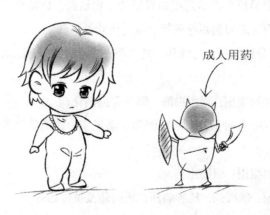

成人用药

新生儿使用含阿司匹林的制剂时，由于胃内酸度低，胃排空迟缓，药物吸收慢，易在胃内形成黏膜糜烂。对乙酰氨基酚是另一个常用的药物，在我国已公布的非处方药目录中，有近百种抗感冒药或解热镇痛药中含有对乙酰氨基酚，除少数为单方制剂外，绝大多数是复方制剂。据调查，在使用非处方药的患儿中，有1/3是超过推荐剂量使用；对新生儿而言，因其肝肾功能发育不全，如过量使用，极易出现肝功能损伤和急性肾功能衰竭等。

在一些基层医疗机构多将糖皮质激素作为退热药应用。糖皮质激素可抑制蛋白质的合成，引起负氮平衡，使机体的免疫功能降低，反而会使病程延长。使用过多还可引起胃肠出血、高血糖、股骨头坏死、感染失控等。长期反复使用糖皮质激素的小儿突然停用，还会使病情反跳性加重，致使激素依赖，造成恶性循环。因而，新生儿应慎重使用糖皮质激素，确有用药指征时才使用。

维生素和微量元素是身体生长发育和维持健康的要素，服用这类药物应根据身体需要，若滥用和长期过量使用则会产生毒副反应。一些家长及部分临床医生把微量元素和维生素当作"营养药"长期给小儿超大剂量服用。在防治佝偻病时若使用维生素 D 制剂过多，既口服浓鱼肝油丸，又肌内注射维生素 D，会使体内维生素 A、D 浓度过高，小儿会出现周身不适、胃肠反应、头痛、骨及关节压痛、高钙血症等慢性中毒症状。

儿科医生家的宝宝常备药

◎ 汪笛

很多妈妈都会为宝宝生病而担心焦急，却不知道该在家里准备哪些药物。下面，我们带您看看一位儿科医生家里的宝宝常备药，希望能对妈妈们有所帮助。

退热类药物

退热药是家庭必备药物 NO.1，无论何种原因引起发热，不管去不去医院，小孩基础情况如何，一旦超过 39℃就应该予以退热。家长记录好孩子的体温变化即可。

美林（布洛芬混悬液）

美林是家里必备的宝宝退热药。体温超过 39℃时服用，目前也有建议是超过 38.5℃即服用。6~8 小时内可重复使用。适用于 6 个月以上宝宝。

泰诺林（对乙酰氨基酚混悬剂）

退热药，用法与美林类似，相比美林更安全，6 个月以下的宝宝首选。4~6 小时内可重复使用。

退热贴

退热贴较为方便，但具体效果不详，学术界对于物理降温也是有很大争议。发热时可以贴上（因为也没什么不良反应），给家里人一个心理安慰也是好的。宝宝生病的时候，其实很需要处理的是家人的焦虑。

治疗感冒鼻塞类药物

生理盐水喷鼻剂

无不良反应，新生儿就可以使用，也不限制使用次数。鼻塞难受的孩子，在睡觉和吃奶前使用，可以湿润鼻腔、稀释分泌物，帮助缓解鼻塞，使呼吸更畅通。

沐舒坦（氨溴索）口服溶液

化痰剂，促进呼吸道分泌物排出及减少黏液滞留。小于 1 岁儿童不推荐用或遵医嘱。

泰诺（酚麻美敏混悬液）

复方制剂，缓解感冒症状，如鼻塞、流涕等，但不会改变感冒进程，更不会治愈感冒。适用于 2 岁以上的儿童。有争议。

艾畅（小儿伪麻美芬滴剂）

适用于 0~3 岁的复方感冒药，帮助缓解感冒症状。但 2 岁以下宝宝慎用或必须遵医嘱。有争议，美国儿科学会不建议 2 岁以下的宝宝使用复方感冒制剂。

注意感冒药不应该作为宝宝的家庭常备药存在，只在症状非常严重的时候用来缓解症状，让孩子稍微舒服一点。没有什么治疗方法可以治好感冒或者让感冒好得更快。市售的泰诺、日夜百服宁、新康泰克等感冒药适用于 12 岁以上儿童。

肠道用药物

口服补液盐

用于腹泻、呕吐、发热时补充水分电解质，预防或治疗脱水，推荐口服补液盐Ⅲ（品牌无所谓、标准配方）。需按照比例配比，不要冲太浓。药店买不到的话可以到儿童医院开取。

如果只能买到口服补液盐Ⅱ，则应该稀释为 750mL 而不是 500mL。

开塞露

宝宝发生"便秘"的时候，通常家长都会很焦虑，实际上大便不干结、排便不痛苦就不是便秘。宝宝哭闹、怀疑排便困难的时候，可以尝试使用开塞露。

思密达（蒙脱石散）

止泻药，腹泻次数过多时可服用，记住需要至少 50mL 温水化开。

提醒：思密达不是必需，补液才是必需！

妈咪爱

调节肠道菌群，大便次数多，或次数少，或太干，或太稀都可以服用。记得用温水冲，不要用热水，以免杀灭里面的活菌。也可以直接冲在奶粉中。

注意益生菌不是必需，也不建议长期使用。

外用药物

聚维酮碘或碘伏纱布

消毒用，必备。聚维酮碘开封后超 1 周无效，妈妈们可以购买单片包装的碘伏消毒棉片，虽然价格贵些，但不会浪费，随身携带也方便。

湿润烧伤膏

家中小处烫伤应急。但大面积较重的烫伤须直接送医，不建议涂抹。

炉甘石洗剂

收敛、保护作用，适用于荨麻疹、痱子等急性瘙痒性皮肤病，可用于婴儿热疹。

百多邦软膏

局部脓疱疹可用。新生儿也可用。

妥布霉素眼膏

宝宝眼睛发炎或眼屎过多时可用。新生儿也可用。

其他常备外用品

棉签，创可贴等。

热门海淘药物

这个部分是给海淘强迫症妈妈准备的。药物一般来说是不需要海淘的，大家各取所需就好。

盐水喷雾 / 滴鼻剂

缓解鼻塞、喷雾、感冒、软化鼻屎、缓解鼻涕。这种东西海淘的挺贵，但是国内常常买不到合适的儿童滴鼻剂。其实生理盐水也可以。

常见的有：Calpol 盐水鼻塞喷雾（英国）、Little remedies 盐水滴剂 / 喷雾（美国）。

口服补液盐

进口的果味补液盐口味确实更胜一筹，有条件的妈妈可以购买。

常见的有：Pedialyte 儿童口服补液盐（美国）、Dioralyte 宝宝口服补液盐（英国）、Hydralyte 电解质粉／口服补液盐（澳洲）、Oralpadon 电解质水（德国）和光堂电解质粉（日本）。

西甲硅油

很多人熟悉这个名字，它能缓解婴儿肠绞痛、肠胀气。适用症状：频繁哭闹、睡眠不安、排便费劲、吐奶和排气多、胀气等。但是药物只能缓解症状，解决肠胀气和肠绞痛终究是通过宝宝自行成长。

常见的有：Little remedies 西甲硅油滴剂（美国）和 Infacol 西甲硅油滴露（英国）。

退热类

（1）Nurofen 诺洛芬婴幼儿退热止痛药 PP 栓（德国）　其主要成分是布洛芬，有两种，分别适合 3 月龄~2 岁宝宝和 2 岁以上的宝宝。

PP 栓的好处是没有喂药的烦恼，而且起效很快（3~5 分钟吸收，30 分钟后开始退热），严重的可以 6 小时后再塞一粒。提醒：伴有腹泻的小孩不建议首选塞肛退热药。

（2）Nurofen 诺洛芬婴幼儿 2% 退热液（德国）　其主要成分也是布洛芬，跟美林相似。有橙子味和草莓味，口味上更容易被宝宝接受。适用于 6 个月以上宝宝（体重大于 5kg）。

（3）小林退热贴（日本）　著名的退热贴。但是我们刚才已经说过了，物理降温主要起到安慰作用。

其他药物

（1）Dentinox-Gel 洋甘菊出牙止痛凝胶（德国）　含有适合宝宝剂量的洋甘菊提取精华，能帮助缓解出牙时的疼痛感，适用于出牙特别痛苦的小朋友。

出牙凝胶有争议，不少国内专家是反对的。其实，不管什么药物都看你怎么用，不滥用，也不要当成洪水猛兽。出牙的痛苦因人而异，有的小朋友跟没事儿人一样，有的却严重影响睡眠和日常生活。对于后者，稍微使用一点来让小孩大人都好过一点，不是什么吓人的事情。

（2）Olbas Oil 闻鼻通精油（英国）　纯天然的植物精油混合液，著名的英国鼻塞品牌。用来闻的，能缓解鼻腔充血通鼻，适用于感冒、流感、鼻炎、鼻窦阻塞。适用于 3 个月以上的婴儿。

（3）Little remedies 止咳润喉感冒棒棒糖（美国）　原材料是蜂蜜，能起到止咳润喉的作用，但是 1 岁以下宝宝严禁使用。考虑到呛咳的风险，2 岁以下宝宝也不建议使用。

安全用药永远是需要谨慎的话题，尤其是对于 2 岁以下的小宝宝。没有把握的情况下请务必咨询儿科医生，切勿随意给孩子用药。尤其需要谨慎使用的是抗生素、中成药和复方感冒药。

儿童退热：莫求"立竿见影"

◎ 陈文倩

冬春季节，呼吸道疾病进入高发季节。昼夜 室内外温差大，冬季饮食热量偏高产生"内火"等，都是导致人们冬季易患病的原因。儿童由于免疫系统发育不完善，尤其容易出现发热、咳嗽等感冒症状。

婴幼儿缘何易发热？

发热是婴幼儿及儿童患病后最常见症状之一。这是因为婴幼儿体温调节中枢发育不健全，体温易波动，在出现感染时往往更易出现发热甚至高热。孩子一旦发热，家长往往忧心忡忡甚至手足无措，希望通过服药或者输液快速地抑制病情。

但是发热只是一种人体自身的保护性症状，体温的升高有助于机体免疫系统杀灭病菌，只有确定发热的原因才能针对病因进行用药，莫求"立竿见影"。只要护理得当，患儿完全可以不药而愈。

病因：病毒或细菌感染

引起发热的常见原因是病毒或细菌。医生通常结合血常规检验结果判断是病毒还是细菌感染，若白细胞计数（WBC）和中性粒细胞比例（NEUT%）均偏低，同时淋巴细胞相对增高，说明是病毒感染，不应使用抗生素；如果白细胞超过 15×10^9/L，其中中性粒细胞比例超过 80%，或出现感染灶，则可确诊为细菌感染，需根据感染情况使用抗生素。应注意的是，一般在发热等情况出现 24 小时后，血常规才能有所反应，因此一出现发热就去医院进行血液检查得到的结果是不准确的。

最佳检验标准：精神状态

孩子的精神状态是检验疾病严重程度的最佳标准，而不是发热时体温的高低。

当孩子出现精神萎顿、烦躁不安、拒食哭闹等现象时，不论发热是否严重都应及时就医。如果孩子仅高热但精神好，玩耍饮食均无异常，那么只需针对症状进行退热等待好转，不要盲目治疗。

抗病毒药物不良反应大

抗生素并不能抑制病毒，若发热原因确定为病毒感染则不应使用抗生素。这时候家长往往会问是否有抗病毒药物可以让孩子赶快好起来。但是抗病毒药物的不良反应较多，在儿童群体中的安全性大多未得到验证，如在 2013 年初，优卡丹、葵花康宝等小儿感冒药因含抗病毒药物金刚烷胺而被叫停。病毒感染通常具有自限性，一般在 5~7 天病情好转或痊愈，只有严重的病毒感染如非单纯疱疹、EB 病毒等才需要使用抗病毒药物，普通的感冒等病毒感染使用抗病毒药物往往得不偿失。

轻微细菌感染不需用抗生素

当确诊为细菌感染，但情况不严重时，也不需要使用抗生素。例如发热不高、流涕、轻微咳嗽等情况下，注意护理，孩子即便不使用抗生素也能够痊愈。虽然疾病病程延长，但孩子的免疫系统可在此过程中趋于成熟，能够预防以后感染的发生。只有当孩子的症状持续加重、高热不退、白细胞计数或中性粒细胞增高、或并发中耳炎、扁桃体炎、鼻窦炎、肺炎等明确的细菌感染时，才需要使用抗生素。抗生素的使用一定要足量足疗程，至少应用 5~7 天（阿奇霉素 3~5 天），如症状稍好转即停药则不能将致病菌彻底杀灭，从而产生耐药菌使病情反复甚至更加严重。

抗生素的选择与使用

儿童可安全使用的抗生素主要包括青霉素类、头孢菌素类和大环内酯类，针对不同类型的细菌感染需要按药物的抗菌谱选择抗生素进行治疗。

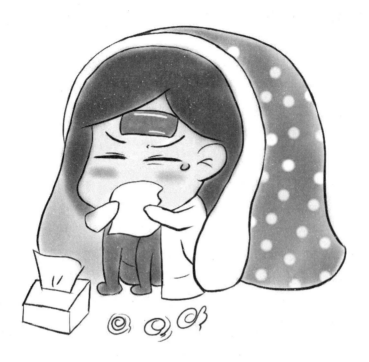

（1）青霉素类药物。毒性低、肝肾损伤小，但易出现过敏反应，并且近年来由于滥用导致耐药菌增加，因此在儿科应用已不普遍。

（2）头孢菌素类药物。过敏反应发生率较低，肝肾毒性低、抗菌谱广，是儿科常用的抗生素，尤其是二代和三代头孢药物由于肾毒性较低，常用于儿童呼吸道及其他部位的感染。

（3）大环内酯类药物。可用于治疗儿童中耳炎、肺炎、咽炎、扁桃体炎，尤其当出现支原体感染的肺炎时应首先考虑大环内酯类的阿奇霉素进行治疗，其不良反应比较轻，最常见的有胃肠道不适或皮疹。其肝肾毒性低，不影响生长发育。因此，应根据病菌有针对性地选择应用哪种抗生素，并非越贵越好。

而其他成人使用的抗生素不可直接用于儿童，如氟哌酸、氧氟沙星等喹诺酮类药物会影响儿童的软骨发育，禁用于儿童；四环素类会引起四环素牙曾经影响了一代人的牙齿发育；氯霉素引起骨髓抑制，造成再生障碍性贫血，新生儿使用后可发生灰婴综合征；庆大霉素等有耳毒性，可造成耳聋。

体温监控：不超过 38.5℃

儿童往往体温变化较快，发热时家长应监控孩子的体温变化。现在红外线耳温计测量速度很快，数秒内即可获得体温结果，有的还可以记录之前的体温数据，是比较方便的方式。高热有可能导致儿童出现高热惊厥，因此需要通过物理退热或退烧药控制体温不高过 38.5℃。

安全的退热药有哪些？

在采取上述物理降温方式时，体温升高趋势仍明显，并超过 38.5℃时应服用退热药物。退热药通过作用于大脑内体温调节中枢促使散热增加，同时需要配合多饮水使皮肤有足量的汗液蒸发才能达到退热效果。安全的婴幼儿退热药物主要包括"对乙酰氨基酚"和"布洛芬"两种，需要注意的是这两个名称是药物的通用名，而"泰诺林"和"百服宁"是"对乙酰氨基酚"的商品名，"美林"是"布洛芬"的商品名，此外一些对症治疗的感冒药中也含有对乙酰氨基酚等成分。因此在服用药物前一定要仔细看清通用名和说明书中的药物成分，避免重复使用含同种成分的退热药或感冒药，导致用药过量。

退热药的正确使用方法

另外，退热药常为两种浓度糖浆剂型，分别为滴剂（高浓度）和混悬液（低浓度），使用前应阅读说明书，根据患儿体重计算服用的体积，不能凭记忆中的服用剂量服用。退热药使用要足量，对乙酰氨基酚两次服药间隔为 4~6 小时，24小时使用不超过 4 次；布洛芬两次服药间隔为 6~8 小时，24 小时使用不超过 3 次。两种药物可以交替使用控制高热，使用对乙酰氨基酚后 4 小时可选择布洛芬；使用布洛芬后 6 小时可选择对乙酰氨基酚，这样可减少每种药物 24 小时内使用的次数，并由于药物的成分不同可减少不良反应。对于因精神状态不佳或者呕吐而无法服用糖浆剂的儿童，可考虑使用"对乙酰氨基酚"栓剂。

孩子生病，需用儿童专用药

◎ 吴晔

儿童处在生长发育期，各器官系统不断发育变化，疾病谱也和成人存在很大差异，这使得儿童在用药方面与成人比较存在很多差异，儿童有自己特殊的用药需求。

儿童不是"小大人"

小儿的解剖、生理和生化功能，尤其是肝、肾、神经系统和内分泌功能与成人差异很大，因此其药效学和药代动力学具有自身的规律。小儿不同年龄阶段发育的变化，对药物的作用和给药剂量有极大的影响。在用药上，不能将小儿视为缩小版的成人，小儿有其独特的疾病类型、剂量范围和发育阶段的特征。

首先，小儿胃肠道处于发育阶段，胃酸水平不足、pH 值相对偏高、胃排空时间长及肠蠕动缓慢等，均可致药物生物利用度改变，所以小儿药物口服吸收率与成人不同。其次，早产儿、新生儿和婴幼儿皮肤角化层薄，药物穿透性高；整个儿童期相对于成人具有较大的皮肤灌注和表皮水化潜力，因此婴幼儿以及儿童有较强的药物透皮吸收能力。还有，近年来，小儿吸入用药逐年增加。这种给药途径的优势在于可直接将药物送到作用部位并发挥局部作用，但其也具有全身作用。发育阶段肺结构及其换气功能的变化极易影响肺内给药后药物的沉积和随之发生的全身吸收。

另外，血管内给药（静脉给药）为新生儿及婴幼儿吸收最快、疗效最可靠的给药方法，在我国应用较为广泛。值得注意的是，许多常用药物的渗透压较高，在短期内注射可引起高渗血症，对新生儿危害很大。其他还有肌内注射给药：新生儿骨骼肌血流量小，肌肉收缩无力影响药物扩散，肌内给药的药物吸收率较低。

此外，由于可致局部感染和硬结，所以新生儿最好不要肌内给药。新生儿、小婴儿直肠给药可提高生物利用度，且比口服给药起效快。但新生儿、小婴儿却不宜使用栓剂，因其直肠的蠕动收缩较成人快且幅度大，使用直肠内给药容易被逐出，从而减少药物的吸收。

不同发育阶段的儿童，其肝血流量供应、肝细胞对药物的摄取以及药物代谢酶的活性，均与成人有差异，而与发育有关的药物代谢酶活性，是影响药物生物转化特异性的直接作用者。初生婴儿，一些与药物代谢有关的酶活性较低，致使药物代谢消除速率减慢。随着年龄的增长，代谢酶迅速增多，约在一岁时达到成人水平。

小儿肾脏重量与体重之比较成人大，新生儿肾组织结构未发育完全，肾功能的成熟是一个动态的过程，开始于胎儿器官形成期，完成于儿童早期。不同年龄肾功能的显著不同主要影响经肾脏排泄的药物的血浆清除率，肾功能差时，药物排泄慢，可致血药浓度增高。因此，应该根据肾功能建立适应不同年龄的给药剂量计算方法。

儿童的疾病谱与成人存在差异

虽然很多成人的疾病逐渐呈现低龄化，例如高血压、高脂血症在儿童、青少年中患病率逐渐增高。但儿童仍有很多自己独特的疾病，例如先天遗传性疾病、注意缺陷多动障碍（俗称"多动症"）、早产儿非透明膜病等，都仅见于儿童患儿。针对这些疾病的药物必须经过儿童的安全性、有效性观察才能用于儿童身上。疾病谱的差异也说明儿童应该有自己的专用药。

儿科超说明书用药的无奈

据我国第 5 次人口普查结果显示，我国 0~14 岁人口占总人口的 22.89%，也就是说我国有近 3 亿儿童。儿童患者在疾病诊疗过程中对于药物的需求量很大。

与上述儿童医药需求巨大形成鲜明对比的是我国儿童专用药的奇缺。儿童专用药是指适合于小儿服用的剂型（如特殊口味的颗粒、糖浆、滴剂、泡腾片、咀嚼片等）、规格和剂量包装（小包装及小剂量）。我国现有 4000 多家药厂，其中生产儿童药品的只有约 100 家，市场上现有的 3500 多种制剂品种中，供小儿使用的剂型仅有约 60 种。由于缺乏合适的剂型和规格，我们在临床上经常把片剂分为 1/2 甚至 1/16 给孩子服用，这不但操作很困难，也造成剂量不准确、掰碎后影响口感和药效。

绝大多数药品在上市之前并未在儿童中进行临床试验，因此很多药物说明书中常常缺少儿童适应证、用法用量，有的明确写着"缺乏 16 岁以下儿童疗效和安全性数据"，或者简单写道"儿童酌减"。在这种情况下，儿科医生们不得不"超说明书用药"，也就是使用超出说明书以外的适应证、年龄、剂量及用法等，如果医生们不"超说明书用药"，有些疾病的患儿们无药可医。

家长在用药中的几个误区

两个极端：治疗过度或不接受治疗

某些家长对于上呼吸道感染的孩子哪怕每天还有一声咳嗽，就不断去医院就诊，一直服用止咳药以期咳嗽完全消失才能停药，有些家长只要孩子一发热就必须输液治疗，以上这些都属于过度治疗的极端，孩子的上呼吸道感染是需要一段时间恢复的，在恢复期只要注意休息、多喝水，咳嗽等症状会自行逐渐好转，反复就诊反而增加了交叉感染的机会。孩子发热多数是病毒感染所致，输液并不是万能的，对于病毒感染是没有效果的。还有一些家长走向另一极端，认为"是药三分毒"，怕药物会害了孩子，坚持不用药，造成疾病的延误。到正规的医院去就诊，与儿科医生很好地沟通才能得到更加合理的治疗和指导。

滥用保健品

作为一名小儿神经科医生，平时经常接触一些智力障碍或发育迟缓的患儿，很多家长各种所谓补脑益智药物蜂拥而上，以期使孩子尽快聪明起来，殊不知世界上还没有发明出这些"聪明药"，这些孩子只能通过后天的特殊教育使他们尽可能接近正常。很多家长不惜重金购买各种保健品，心情可以理解，但是倒不如把钱花在孩子的教育上。

中药一定比西药安全

有相当一部分家长认为中药比西药安全得多，他们通常会选择中药治疗。有一些疾病确实可以用中药辅助治疗，例如病毒性呼吸道感染、食欲缺乏、消化不良等。但治疗有些疾病时，西药是必需的。西药在上市前都经过大规模的临床药物试验，因此各种不良反应的发生风险是已知的，可以有针对性地进行监测，总的来说安全性是有保证的。

有些中药也并不安全，例如在治疗癫痫的"中药"中加入苯巴比妥和安定类，治疗肾病综合征的"中药"加入强的松。另外，即便是纯中药也不能认为是完全安全的，例如马兜铃酸可造成严重肾损伤。如果您要孩子服用中药，要定期进行血常规、肝肾功能的检测，而且一定要到正规的中医院诊治。

儿童慎用四类药

（1）氨基糖苷类药物 我国卫生部已明确规定，6岁以下儿童应禁止使用这类药品，比如庆大霉素、丁胺卡那霉素、链霉素等。这些药物容易导致儿童耳聋，还可能引起肾功能衰竭。

（2）大环内酯类药物 红霉素、罗红霉素、阿奇霉素等。这些治疗衣原体、军团菌、支原体的特效药，往往会对儿童肝脏造成较大的损伤。如果用药的剂量大，或者用药的时间长，则可能造成肝功能衰竭、药物性肝炎，甚至可以引起死亡。

（3）氯霉素类药物 这类药物目前临床上使用得比较少，但儿童使用这类药物后，可能会导致再生障碍性贫血、灰婴综合征，甚至引起儿童肝功能严重衰竭。

（4）喹诺酮类药物 氟诺沙星、环丙沙星等，是目前成人使用率比较高的药物，但儿童必须慎用，最好不用。如诺氟沙星是一种对未成年人有很多不良反应的抗菌药。儿童服用该药后，不仅对肾脏产生危害，而且影响软骨发育，小孩长不高。

此外，还有一些药物对儿童有很多不良反应：

成人用的去痛片中的部分成分易使儿童出现再生障碍性贫血。

新生儿使用阿司匹林易在胃内形成黏膜糜烂。

感冒通可造成儿童血尿。

超量或过长时间给孩子用药，特别是一些氨基糖苷类药物和解热镇痛药，使用不慎可导致儿童听力、注意力和生长受影响。

您会处理儿童皮外伤吗？

◎ 朱小春

进入夏季，儿童穿着少，皮肤外露部位多，加上儿童活动多，几乎每个孩子都会在夏季发生皮肤损伤，尤其是膝盖和肘部，磕破是常有的事。此时，除非是磕破特别严重，很少有家长会带孩子去医院排长队，等好几个小时就为了擦伤后包扎一下。因此，很多家庭在家里都会有一个小药箱，常备很多种外用药。但是面对琳琅满目的皮肤外用药，并不是每位家长朋友都能做到正确地使用，现在，我们就为家长朋友做一些指导。

几种儿童皮伤的用药与处理

擦伤

擦伤指的是表皮受伤，一般伤势比较轻微，对于很浅、面积较小的伤口，可用碘伏、酒精涂抹伤口周围的皮肤，然后涂上抗菌软膏，或暴露，或用干净的消毒纱布包扎好，小的创口也可贴上创可贴。对于擦伤面积大、伤口上沾有污物，必须用生理盐水，如没有可用清水冲洗干净伤口，然后用碘伏涂抹伤口及周围组织，再涂上抗菌软膏，或暴露，或用干净的消毒纱布包扎好。对于受伤部位肿胀明显、渗血较多，最好及早到医院外科门诊治疗。

裂伤

裂伤包括割伤，指的是全层皮肤裂开，小的裂伤，无明显出血，伤口干净，可以外涂碘伏，然后用消毒纱布包扎，或贴上创可贴。大的裂伤，有明显出血，或者是脸上的伤口，按上述方法初步处理后及时到医院外科门诊就诊，尽早行清创缝合，减少感染发生，可加速伤口愈合，减少伤口瘢痕形成。

刺伤

刺伤指的是细长的针、刺刀、木刺等所造成的伤口，一般较小而深。因为有感染破伤风的风险，建议尽早到医院处理。在来医院之前也可做一些简单的处理：首先要了解伤口是否残留有刺伤物，如玻璃片、针、钉子，如果没有可以首先挤压伤口，让它流出一些血液，再外用双氧水、生理盐水冲洗，然后外涂碘伏，对伤口上的刺伤物可用消毒后或者火烧后的镊子取出，再按上述方法处理伤口。

砸伤或挤伤

砸伤或挤伤指重物挤压肢体所致，轻度的皮肤红肿疼痛，重度的皮肤瘀紫、破裂，疼痛剧烈。轻度的无皮肤破损，可观察，不需处理，有皮肤破损按上述擦伤处理。重度的建议尽快到医院就诊。

烧烫伤

烧烫伤指的是有热力所引起的组织损伤，如火焰、热液、热蒸气、热金属等。除了小的皮肤红斑、疼痛较轻的烧烫伤可在家观察处理外，其他的烧烫伤建议到医院专科诊治。但是现场处理也是非常必要的，首先以流动的清水冲洗伤口15~30分钟，以快速降低皮肤表面热度，泡湿后，再小心除去衣物，必要时可以用剪刀剪开衣服，或暂时保留粘连部分，尽量避免将水泡弄破。用清洁干净的床单、布条或纱布等覆盖受伤部位，不要在受伤部位涂抹牙膏、草药等，这些对伤口的愈合帮助不大，还容易引起伤口感染，并且影响医护人员的判断和紧急处理。

慎选儿童皮伤外用药品

目前在医疗市场上，包括医院药房，皮肤破损外用消毒药品都没有特殊规定是成人用还是小孩用，一般小孩皮肤破损，宜选用刺激性小、浓度较低的药物，颜面部伤口宜用不含色素的消毒液，目前家庭常用的消毒药品主要有以下几种：

（1）红药水　即2%汞溴红溶液，主要有杀菌、消毒、防腐和促进伤口愈合的作用。但抑菌作用弱，且含有汞的有机化合物，对人体有毒，现在已很少使用。

（2）紫药水　即2%的甲紫溶液，可加快伤口愈合，常用于浅表皮肤、黏膜感染伤口。但杀菌率不强，且涂抹后影响美观，现在已很少使用。

（3）双氧水　即过氧化氢，具有消毒杀菌作用，但浓度大，易灼伤患处皮肤。主要用于污染重、窄、深的伤口，用于已有一定感染的浅表局部伤口时，其血液、脓液等会降低其杀菌效果。

（4）硼酸水　3%的硼酸溶液有清洗、收敛和抑菌作用，常用作皮肤、黏膜和伤口冲洗清洁，杀菌作用很弱，现在已很少使用。

（5）碘酒　是由碘、碘化钾溶解于酒精而制成2%溶液，主要用于非黏膜伤口的表面消毒，对皮肤稚嫩的小婴儿，因为其浓度高容易导致皮肤灼伤，一般不用于溃烂的伤口，碘过敏者禁用。现逐渐被碘伏等替代。

（6）酒精　医用消毒的酒精浓度为70%~75%。主要用于皮肤消毒，本品有刺激性，使用时眼睛应避免接触，酒精也不能用于破损皮肤及糜烂或有渗液的部位。

（7）碘伏　为碘与聚醇醚复合而成，具有广谱杀菌作用，它使用方便、无刺激、无异味，无色素沉着，可直接涂抹伤口，在医疗上用作杀菌消毒剂，可用于皮肤、黏膜的消毒，对于擦伤、裂伤、挤压伤、烧烫伤等一般外伤，碘伏消毒效果好。碘伏基本替代了酒精、红药水、碘酒、紫药水等皮肤、黏膜消毒剂。

必要包扎与消毒安全

皮肤破损后经过上述所说的方法处理后，要么直接暴露伤口，要么消毒纱布包扎伤口，如何选择呢？

首先，要看皮肤破损的程度，如小的擦伤或小裂伤、轻度的烧烫伤可直接暴露伤口，其次要看皮肤破损的部位，如颜面部、会阴部一般应直接暴露伤口，而易摩擦的部位如手掌及脚部、较深的伤口，加上好动的小孩，家长忙没有太多时间照顾小孩的倾向于消毒纱布包扎伤口。对于渗液较多的伤口，要求每天更换纱布敷料，一般伤口2~3天更换一次敷料，要求保持伤口清洁、干燥，这样才能保证伤口的消毒安全，减少感染的风险。在伤口愈合后期，如无感染一般不会有疼痛，但会出现瘙痒。有的孩子常会去抓伤口，出现伤口出血的现象，造成伤口延迟愈合，或继发伤口感染而出现较明显的瘢痕。避免或减轻伤口的瘙痒，除了勤换敷料、及时清除痂皮外，即时的办法是用外用消毒水如酒精、碘伏涂擦伤口来减轻瘙痒。

老年人如何选择通便药

◎ 李增烈

便秘是令老年人苦恼的问题之一，60 岁以上老年人发生率高达 15%~20%。在选择通便药之前，老年患者务必要搞清楚便秘的原因。

便秘不但影响老年人的生活质量，而且一旦诱发心肌梗死、心绞痛、肾脏功能衰竭等，可能威胁生命安全。

老年人便秘多的原因，一是胃肠道功能老化，蠕动排空力减弱；二是年老多病，某些疾病是便秘的促发因素。因为病多，治疗用药必然增多，某些药物也是造成便秘的原因，如某些安眠药、降压药及抗生素等。

搞清楚便秘原因

在选择通便药之前，务必搞清楚便秘的原因，这样才不至于误大事。尤其是便秘已久，发展越来越重，伴有贫血、体重减轻、腹痛、便血的患者，需要做些检查，明确便秘的原因。肠镜或 X 线钡剂灌肠、大便隐血及常规检查、红细胞沉降率三项，是最基本的检查。

如果没有器质性病变，就可以放心选择通便药了，可以大致参考便秘情况与粪便性状来选择：

粪便量很少，有排不尽感：首选扩容性泻药。

粪便量正常：选择促胃肠动力药、刺激性泻药。

粪便少而干（"羊屎蛋"样）：选择渗透性、润滑性泻药。

推荐常用的通便药

扩容性泻药：聚乙二醇 -4000（福松）每次 3.0g，每日 1~2 次。

促胃肠道动力药：莫沙必利，每次 5~10mg；西沙必利，严重心脏病患者慎用，每次 5~10mg，每日 3 次，餐前服；曲美布丁，每次 0.1~0.2mg，每日 3 次。

渗透性泻药：乳果糖，每次 30~40mL，每日 3~4 次；甘油（开塞露、丙三醇），用于大便干结在直肠者，入肛 1 枚。氧化镁，每次 3.0g，每日 3 次；硫酸镁（硫苦、泻盐），每次 5~20g，每日 1~2 次，多喝水。

刺激性泻药：酚酞（果导），每次 0.05~0.2g，睡前服；复方芦荟胶囊（通便灵），每次 0.5~1.0g，每日 1~2 次。

润滑性泻药：液状石蜡，每次 15~30mL。

其他：口臭、身热、尿少色黄属热燥实证，用麻子仁丸；胸胁胀满、嗳气属气滞，用六（或四）磨汤；食滞用保和丸或枳实导滞丸；病后气短无力，面色苍白属虚证，用四物汤或黄芪汤加减。

泻药不宜长期服用

最后的几点很重要，是治疗便秘的原则：

（1）各种便秘都可加服益生菌制剂，有益无害；

（2）各种泻药均不宜长期服用，否则一旦停药，便秘更重；

（3）从小剂量开始，达到效果，就不必加量；

（4）推荐的这些通便药都比较安全，但仍请仔细阅读药物说明书，注意药物不良反应；

（5）增加食物中的纤维素，增加运动，多饮水，养成定时排便的好习惯，不要"憋大便"，这是治疗原则中的重点，不要忽视！

老人用药的五条"斑马线"

◎ 李增烈

老年人忘性大是客观事实，忘记服药或者服错了药是常事，所以治疗方案力求简单、明确。

我国 60 岁以上的老年人，1998 年统计已达 1.2 亿，而且以每年 3.2% 的速度增长。人老了，生病的情况增加，这是自然规律。据统计，78% 的老年人同时患有 4 种疾病，其中 38% 的人患 6~7 种，患 8 种以上的也达到 13%。

有了病当然要治，治病就得用药，病种越多，用药种类就不可避免地要增加。国内资料表明，老年人服 5 种药以上者占 80.5%，其中服 10 种药物者达 41%，一位"冠军"竟达到 26 种之多！常言道"是药三分毒"，用药越多，不良反应必然会随着增加，据统计，用 1~5 种药物，不良反应发生率为 4%，6~10 种的为 10%，11~15 种的为 28%。

问题的复杂性还有另一方面。随着年龄增长，老年人的生理功能老化，特别是肝肾功能的变化，使药物分解、排泄变慢，解毒能力弱化，以致有较多药物残留体内，更容易出现不良反应。据统计，41~50 岁患者发生药物不良反应的比例为 11.8%，而 80 岁以上整整翻了一番，达到 24%。

两方面的为难，让老年人安全用药变得更加不容易！

我每天上下班要几次横过大马路。不巧的是，刚好这又是几条主干道，车水马龙川流不息；平安到达彼岸，对我这个快 80 岁的老头来说诚非易事。只有一个笨办法，就是老老实实走斑马线。即便上斑马线，也绝对是 90 度进入，绝不斜插。有些年轻人笑我死板，自己倒觉得安全得多，心里也踏实，算不算阿 Q 精神呢？

为了老年人用药安全，是否也可以画出几组斑马线呢？要画斑马线，老人本身的坚持，和医生密切合作都不可少。

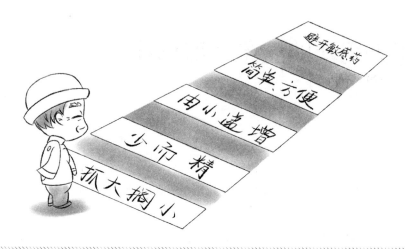

第一条："抓大搁小"线

虽然病多，但总有个大小、轻重和缓急之分。当然要先抓大、重、急的治，把小、轻、慢病的治疗往后放，不要眉毛胡子一把抓。比如，长期有骨质增生腰痛，突然发生了急性肠胃炎，腹泻、呕吐不停，可以暂时停服治疗骨质增生的药，采取口服药或"打吊针"，先尽快控制急性胃肠炎的病情。因为老年人胃肠炎，一旦发生脱水可是大事，有时会影响生命安全。等肠胃炎恢复以后，有充分时间，再治腰痛不迟。何况骨质增生的治疗，不是一朝一夕的事情。

第二条："少而精"线

同时不宜用太多种类的药，一般最好不要超过 3~4 种，避免一位患者身上使用作用相同或类似的药。可惜，临床上常常遇到这种情况：小小一张处方上开得满满的，口服、静脉注射、肌内注射样样齐全。用胃肠动力药吧，多潘立酮、莫沙必利、中药四磨汤齐上；治疗贫血，不论是哪种类型，铁剂、叶酸、维生素 B_{12} 都不少。这样用药，不但不符合节约的原则，更重要的是，药物种类越多相互作用就越复杂，降低药效甚至发生毒性反应的概率越高。我亲眼见过一张静脉注射的处方，500mL 生理盐水中竟然加入了 8 种药物，令我愕然！这不成了熬"八宝粥"？据计算，8 种药物有 270 多种组合关系，是好是坏，这怎么梳理得清啊！

有些治疗合并用药疗效好，也应该"精挑细选"，如果能找到"一石二鸟"的药物，当然更好。比如治疗胃溃疡，常常要并用黏膜保护剂；如果选择硫糖铝，同时有腹泻的话，也能得到对症治疗，就无须再加其他止泻药了。

第三条："由小递增"线

药物都有一般推荐用量，推荐量并不等于每个人的有效剂量，因为这和患者生理状况及病情有关，老年人尤其如此。对于一些慢性病，可在医生指导下，从较小剂量开始，逐渐增加到有效剂量。有效剂量的判断，主要依据治疗效果，这种情况在高血压、糖尿病、肝硬化腹水的用药中尤为明显。长期用药前如能检查肝肾功更好。老年人的剂量一般为成年人的 50%~75%，比较稳妥。

第四条："简单、方便"线

老年人忘性大是客观事实，忘记服药或者服错了药是常事，所以治疗方案力求简单、明确。比如，每日晨起空腹一次、每晚睡前一次等，尽量不采用间歇服药，如两天一次、一周三次等。各种药要标记清楚、醒目，药瓶要容易开启。为了帮助记忆，晨起或睡前服的药，可放在床头柜上，餐前（后）药可放在餐桌上。亲属要经常帮助老人检查、核对药物现存量与消耗量是否相符，尤其是那些毒性较大的药物，快过期的药物等，及早发现问题。这也是晚辈尽孝的好事。

第五条："避开敏感药"线

有些常用药对成年人反应或轻或无，而老年人却十分敏感，用药时要倍加小心。比如安眠药类的巴比妥，会使老人久睡不醒；抗过敏药如苯海拉明、扑尔敏可引起老人跌跤。不怕您笑话，笔者前几年自己以为小心，仅用了 1/3 支（3mg）654-2（山莨菪碱），竟引起急性药物性尿潴留，急诊去看泌尿科，结果非留置导尿管不可，那种痛苦劲儿至今难忘！

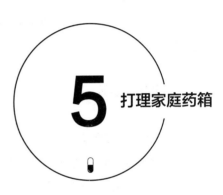

5 打理家庭药箱

出门旅行带什么药？

◎ 刘刚

"十一"长假，许多朋友都在准备外出旅游计划。旅行中，难免会受到各种突发疾病或意外的困扰，因此在打点行囊的同时，也需要备一个出行小药箱。

如何准备旅游时所带的药品器械呢？我们给出一些建议和经验供外出旅游的朋友参考。

准备原则

做好前期准备

主要是了解旅游地的情况和所处的季节（这些可以从网上了解，了解当地的天气情况，有无特殊要注意的事项），如果去海边可以重点考虑带些抗过敏和消化系统的药物；如果去比较寒冷的区域，可以重点考虑带些暖胃和防止感冒的药品；如去高原或登山，除了药品之外，还有一些小型器械或设备可以准备，如去高原可以带一台指夹式的脉搏血氧仪（了解脉搏和血氧饱和度情况，价格几百元左右），如果去登山要准备一些软性夹板等。

了解自身状况

对自己基础病所需的药品要带足，比如降压药、控制血糖的药品，最好带上腕式血压计和血糖仪，因为旅途中情况复杂，突发事件和旅途劳累都会对这些方面有影响，及时了解自身的情况、身体的瞬间状态对于药品用量调整非常重要，当然要注意这些小型设备或器械在带出去前要进行比较的校准，以避免被数据误导。

旅行前携带哪些药？

抗感冒类药物

外出旅行伤风感冒时常发生，可以备些感冒冲剂、复方对乙酰氨基酚胶囊、新康泰克、复方甘草片、盐酸氨溴索片（沐舒坦）、洛索洛芬钠。如去南方湿热地区旅游，还要准备藿香正气类胶囊。

在使用这些药品时，主要注意不要重复给药，特别是复方对乙酰氨基酚类药物比较多，成分和组方类似，像白加黑、快克、感康等，吃一种即可，千万注意别这几种一起服用，会造成严重不良反应；另外一定要注意看说明书，服法、用法。

在旅途中要是出现被雨淋了，空调车上被空调长时间吹了，或在山顶被风吹到了，回到休息的地方成人可以用热水冲 2 包感冒冲剂，马上服用或有些预防作用，如果是在南方潮湿地区可以加服藿香正气类胶囊，是比较有效的方法。如果出现头疼、鼻塞现象那就要服用复方对乙酰氨基酚胶囊或新康泰克，它们的组方中有针对性的药品，咳嗽比较严重要加服复方甘草片，痰多加服盐酸氨溴索片（沐舒坦）等，如果病情发展比较快，建议去当地医疗机构，不建议自己服药解决。

止泻药等消化系统药品

无论是去南方旅游，还是去北方旅游，止泻药都必不可少。主要有黄连素片、诺氟沙星胶囊或左氧氟沙星、蒙脱石散、整肠生、补液盐等。在旅途中，出现胃肠不适是十分常见的。尤其对于那些平时就有胃肠疾病的人，备一些缓解胃部不适的药不失为明智之举。颠茄片或 654-2 片可以解除胃肠痉挛性疼痛；胃动力药如莫沙必利可用于消化不良，铝碳酸镁片（达喜）可中和胃酸，保护胃黏膜，用于胃溃疡、胃痛。

在南方湿热地区旅游，容易引起胃肠型感冒，建议可以服用藿香正气类胶囊，在北方可以带一些如香砂和胃或养胃舒蕾的药品，以尽量确保胃肠不适的情况不要出现；在出现腹泻（俗称拉肚子）的情况可以先同时服用黄连素（盐酸小檗碱）和诺氟沙星胶囊或左氧氟沙星；如果水样便加服蒙脱石散和整肠生，如果次数较多，时间较长一定要服用补液盐，以确保不会出现体内电解质紊乱，如果出现发热等情况应停止旅行，建议去当地卫生机构看病。

外用药

出门在外，磕磕碰碰在所难免，扭伤腿脚也很常见，带上创可贴、双氯酚酸二乙胺乳胶剂、云南白药等，可以对划伤、扭伤、关节肿痛等小伤小痛等起到一定的治疗、减轻疼痛的效果。建议带些小块的纱布、胶布及带药的棉签（如带酒精或碘伏的棉签，用时一掰开，消毒剂就自动在棉签上）等，都是非常有用的产品。

普通人准备上述一些药品足矣，但是特殊人群还要引起更多重视。

特殊用药

主要是指晕车药、抗过敏药、改善睡眠的药物。

常用的晕车药眩晕停、晕海宁，比较新的盐酸苯环壬酯片（飞赛乐），这些药一般都是乘车、乘船、乘飞机前半小时服用，4~6 小时可以再服用一次，特别注意的是青光眼患者禁用，孕妇慎用。其他情况看说明书对照自己身体情况服用。

抗过敏药也是比较重要的，因为一般的人并不了解自己对什么东西过敏。特别是许多去海边旅行的人要特别注意，海产品过敏的人数非常多，要做准备，另外对其他地区某些物种不了解，也容易出现过敏的情况。目前比较好的抗过敏药物有非索非那丁、左旋西替利嗪、地氯雷他定等，可以根据个人的经济情况、获得的难易程度去选择。如果上述药品不易购买或获得，也可使用传统的药物像扑尔敏、苯海拉明或是开瑞坦等，这些药物的安全性比较高，只是相对不良反应会比较多，药物作用相比新的抗过敏药物有一定差距。服药的时间一般都是饭后半个小时，但主要要看药物说明书，每种药物的服用方法都不太相同，要特别注意。

改善睡眠的药物是外出旅行的必备药品，因为许多人改变环境后都会对睡眠产生影响，休息和饮食是外出旅行的主要保障，休息不好人会感觉疲劳，疲劳就会引起免疫力下降，免疫力下降就会造成身体的疾病，所以改善睡眠是旅行中非常主要的环节，一般带安定或舒乐安定即可，睡前半小时服用即可；如果出国旅行需要倒时差，建议用酒石酸唑吡坦片（思诺思），不良反应相对较少，但要注意的是该药起效快，服用该药时需要把其他所有准备休息的工作做完，上床后再服用此药，否则会造成危险。

抗菌药物

抗生素是可以带一些，但要特别注意，除了上述抗腹泻的药如果没有儿童，可以只带一种盐酸莫西沙星片，如果有儿童的话建议可以带些阿奇霉素，对上呼吸道感染非常有效，不良反应少且发生率低。

老人、儿童等应注意些什么？

对于老人和儿童而言，都是在旅途中要特别注意休息和饮食，尽量不要去旅途比较辛苦、条件比较差的地方旅行，以上的药品大部分老人和儿童都可以使用，只是要注意说明书的剂量要求，如果有老人和儿童旅行，建议带些体温计、降温棒等物品，一旦出现疾病尽量到当地找专业的医生就诊，明确病情，不建议使用处方药品。

打造骨灰级家庭药箱

◎ 栾兆琳

拥有一个"家庭药箱"可以帮我们解决很多问题，成年人多少都具备一些用药常识，这就使我们在"家庭药箱"的帮助下，不用为了一个创可贴、一瓶医用酒精或者一盒感冒冲剂而半夜赶去医院或药店。

说着容易做着难。道理都明白，实践却不易。并不是每个家庭都肯花时间和精力整理一个小小的家庭药箱，而拥有药箱的家庭也多数并不合格，于是往往会出现在需要的时候打开药箱，里面的药却根本派不上用场的情况。怎么办？

很简单，跟随下面的步骤，三步走，保证您家也可以拥有一个实用且全面的家庭小药箱。

思想篇：家庭小药箱不是万能的

药箱在家庭中的应用是有适用范围和限制条件的，切记不能所有状况都依赖"家庭药箱"，该就诊的情况一定要去医院，听从医嘱，不按土方法或自己想法用药或处理伤病，对自己和家人的健康、安全负责。

以下是一些家庭药箱的适用范围，希望能够引起大家的注意：

家庭药箱中，原则上只备置医用器具和OTC（非处方）药；处方药应由医生开出，可以存放在家庭药箱中，但要按药品说明书或医嘱服用；

对于家庭成员们都未见过的症状或损伤，或不常见的疾病状况，不要自行做判断并擅自在家庭药箱中选药使用，应询问专业人士如执业药师、执业医生等；

如果使用家庭药箱中的某种药品，非危急重症时如服用一天未见缓解，应寻求专业治疗，如是危急重症时缓解后应尽快就医治疗；

不听信偏方，不以病试药，科学合理用药，经常学习家庭药箱知识，定时补充家庭药箱中的药品，建立与家庭药箱"共同成长"的观念。

准备篇：建立家庭成员健康档案

"家庭药箱"顾名思义是家庭成员在家中建立的药箱，所以在建立家庭药箱之前，应对家庭成员的基本健康情况做出了解，如是否有人对青霉素、磺胺类过敏，老人有哪些慢性疾患，家人做过哪些方面的手术等，以备更好、更个性化地完善家庭药箱。

家庭成员健康档案的内容应包括家庭成员的姓名、血型、遗传病史、药物过敏史、手术史、慢性病史，儿童应特别注意牙齿、视力情况，老人应注意血压、血脂等主要内容。具体内容见下表。

成员 档案		老 人		夫 妻		孩 子	
姓 名							
年 龄							
血 型							
血 压							
血 脂							
药 物 过敏史							
慢 性 病 史							
遗 传 病 史							
视 力	左						
	右						
牙 齿 状 况							

实践篇：家庭药箱放什么

家庭药箱中应该备置一些常用药品，有了这些常用药，家人有了小伤小病就可以自行解决了。以下清单比较全面，每个家庭可以根据实际情况进行增减。

1. 常用药盒

（1）内服药

①感冒药

感冒是一种多发常见病，大部分的感冒不用去医院诊治，因此感冒药是家庭的必备药品。

西药：特点是能迅速缓解感冒症状。

中药：特点是安全并能抵抗感冒病毒。

中西结合感冒药：具有中药和西药两者的优势，推荐作为家庭常备的感冒药。

②退热药

发热患者一般体温超过 38.5℃，可以在确定病因后服用退热药。服药后应注意多喝水，多休息。

特别提示：婴幼儿发热时使用退热药，应注意遵循医嘱，严格掌握剂量，否则过多服用会导致出汗、面色苍白等虚脱现象。

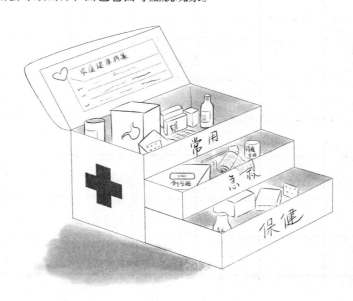

③ 止咳药

频繁咳嗽对身体有害，损伤呼吸道黏膜，对儿童和老人脆弱的骨骼也造成威胁，应视情况服用镇咳止咳药。

需要强调的是，轻度而不频繁的咳嗽有助于祛痰，痰液排出后，咳嗽往往可以自然缓解，不必服用止咳药。过度而频繁的咳嗽则对人体有害。

④ 消化系统疾病用药

胃药：胃病的种类比较多，一定要根据自身情况对症用药。慢性胃病（胃窦炎、胃溃疡）患者可准备人参健脾丸等药物，辨证应用。

消化不良：胃口不好可准备一些干酵母片、大山楂丸或保和丸等；乳酶生片可以治疗腹胀、便秘。

⑤ 抗过敏药

息斯敏等抗过敏药可以镇静催眠，对过敏性皮炎有止痒、消炎作用。

⑥ 止痛药

常见的有止痛片等。需要注意的是：①不可长期过量服用止痛药；②孕妇及哺乳期妇女、3 岁以下儿童应尽量不用或慎用；③合并肾功能不良者不用或慎用；④患有胃、十二指肠溃疡的患者应禁用；⑤只有在确定病因后才能应用。

（2）外用药

① 消炎眼药水　治疗眼睛红肿、沙眼等。

② 皮肤外用软膏　消炎、止痒、抗过敏。

③ 75% 医用酒精　用于消毒皮肤、消毒体温计等，由于酒精易挥发，用后应盖紧。

（3）医用器具

① 体温计

测量体温要注意三点：①小孩出汗后或在阳光下晒过，应擦干腋下汗液或稍候一段时间再测量；②测量时，应将体温表头 1/3 部位完全夹在腋窝内，夹紧，量足五分钟；③刚吃过饭、喝过热水或剧烈运动之后，不能立即量体温，应稍后再测量。

② 血压计、血糖仪

家中有高血压患者、糖尿病患者或有老人，则需要每天测量血压和血糖。

（4）计划生育用品

为响应国家计划生育的政策，中青年夫妻应常备一些计划生育用品，如避孕药等内服药及避孕套、避孕栓等外用工具。

2. 急救药盒

（1）烧烫伤药用于烧烫伤紧急处理，能保护创面，促进烧烫伤愈合。

（2）创可贴用于包扎轻微小伤。

（3）纱布、医用胶布、医用棉签等辅助用品。

（4）根据家庭成员的健康状况，可选择常备有硝酸甘油、速效救心丹、复方丹参滴丸、安宫牛黄丸、局方至宝丸、苏合香丸、七厘散等药品中的相应药品。

3. 养生保健盒

（1）儿童应准备儿童专用药，如治疗消化不良、腹泻，或高热惊风等药品，如果经医生确诊需要准备补铁、补钙、补锌或补碘等药品。

（2）妇女应常备调经补肾、补血益气等药品。

（3）上班族常备可消除亚健康的药品。

（4）老人应备补益、安神的药品。

（5）耳针、刮痧板、拔罐器、人体穴位图等。

药物存放有讲究

◎ 张正修

许多家庭都会设立家庭小药箱，储备一些常用药，以备不时之需。但是，如果想真正发挥家庭小药箱的作用，必须要注意药品的正确保存方法。

中药不要用铁类容器保存

生活中，很多人不注意中药的保存，误以为中药本已晒干，可以保存很长一段时间。但事实并非如此。保存中药首先要注意药材是否干燥，一旦发现药材不够干燥，最好不要长时间保存；其次，盛放药材的器皿也有讲究。存放中药材，最好使用干燥的密封玻璃罐，如果没有，也可以用塑料袋将药材层层包封，用以隔绝空气。要特别强调的是，最好不要用铁器类容器，因为药材容易和金属离子形成盐，从而变质。还要提醒，如果中药材长时间不用，最好密封保存在冰箱冷冻室中。

西药包装尽量原封不动

西药最怕误服、混服、变质、过期，而糖浆剂更忌微生物的繁殖。因此，西药保存一定要注意以下几点：

第一，要将药品放在安全可靠的地方。家庭用药务必放在孩子拿不到的地方，或者将药箱上锁，以免孩子偷服、误服。同时，切忌和灭蚊、灭蟑类物品同放，以免误服后出现中毒。

第二，最好建立药品档案，分门别类按照说明书要求存放。最好成人用药和小儿用药分开，内服药和外用药分开，急救药与常用药分开，并标示清楚。这样，使用时就能容易找到所需药品，还可方便用完后进行及时补充。此外，异味较大的外用药，更需要分开单独存放，以免串味。

第三，药品包装尽量原封不动。保留药品原包装，不但便于识别，而且便于掌握用法、用量。如果不方便使用原包装，最好选用干净的小瓶盛装，将药物的名称、剂量、用法、有效期等清楚地贴在包装瓶上。用剩的药品如果不想保存，应在丢弃前把药品从包装中倒出，以防止他人误食误用。

第四，避光保存。西药大部分是化学制剂，而阳光能加速药物的变质，特别是维生素类、抗生素类药物，见光后会变色，导致药效降低，甚至变成有毒的物质。因此，储存药物时应注意避光。

第五，控制温度、防止受潮。药品的化学反应随温度的上升而加快。因此，药品应放在家中最阴凉处，避免变质。同时，有些药品极易吸收空气中的水分，从而水解失效。比如，干酵母、维生素 B_1 片、复方甘草片等药品，最好放在密闭的容器里，用后旋紧瓶盖。

第六，定期检查清理小药箱。这主要是检查药品是否超过有效期或变质，如已过期或变质，应及时弃置。对于接近保质期限的药品，最好做一些标记。

瓶装片剂忌潮湿

此类药品在未打开时一般是密封的，内有少量棉花或干燥剂。许多人用完药后，仍把棉球放回药瓶里，这种做法不妥。一般情况下，把药品盖子拧好保存在干燥箱内是最好的保存方法。

栓剂、生物制剂等药品忌高温。像治疗痔疮的一些栓剂特别"怕热"，气温过高会使药物变软、变质。另外，一些生物制品如清蛋白、胰岛素类药品，化学成分不稳定的药品如头孢哌酮、头孢地嗪等对温度都有严格的要求，要仔细查看药品说明书。

另外，如果糖浆剂的盖子没拧紧，细菌就容易进入并大量滋生。服用这些糖浆剂时，不要让孩子用嘴直接对着喝，而是先按照刻度倒在杯里，用完后要拧紧盖子，而且最好在短期内服完。

给家庭药箱立规矩

◎ 李增烈

您家的小药箱有年头了吧？

家里有个小药箱，家人有个头疼、脑热、关节痛自己治疗挺方便，不用去医院排长队花时间。药箱里的药种类不少，且来自多渠道，入箱时间自然不一，用药者多非专业人士，难免有所疏漏，则方便变成了麻烦，想省事反而多事。

少收"赠品"

亲朋好友有时会送来一些药，多是他们用过效果不错的，或是剩下来的，原是一番好意，殊不知药物有很强的针对性，不要说不同的病，就是相同的病对同一种药，疗效也不尽同，例如反流性食管炎，多数患者对奥美拉唑治疗反应好，也有人毫无疗效，改用法莫替丁却十分满意，这是由于药物起作用必须通过体内的机制，这些机制人人有别，包括强弱、途径、方式等。至于类似的病可由不同原因引起，例如感冒，病毒、细菌、支原体都可能是病因，治疗药物就完全不同了，这是"好心人"难以预测的。

老经验不一定灵

王嫂服克拉霉素治疗好了气管炎，用剩下的克拉霉素治疗老公的尿路感染却不见好转，闷闷不乐不知原因何在。一些家庭药箱的主人以为一种"消炎药"可以消各种炎，药箱中留得最多的抗生素，要数阿莫西林了，阿莫西林并非什么炎都能消，且不说抗药性的问题。正是这些抗生素，一把钥匙开一把锁，最多也只是几把锁，所以老经验、曾经用过有效的药，并不一定能解决貌似相同的问题。

因此，留在药箱里的种类，即便是同一大类的，建议不妨多备几种，用起来会得心应手些。

不要随便"脱外衣"

药物有各种"外衣"，如糖衣、胶囊、锡箔纸等，目的是减少药物在体内、体外的破坏，对于保证药物疗效，都是很重要的。益生菌制剂装在胶囊里是对抗胃酸，保护益生菌免被胃酸杀灭，当然不能从胶囊里倒出来服。又如把罗红霉素片碾碎成粉末，可能好咽一些，却会更苦，因为破坏了剂型的内在结构。而早早将药片从锡箔纸中剥出，会使某些药片过多氧化。

现在就动手，把您的家庭药箱整理一下吧。

电子血压计：要选验证的

◎ 苏冠华

国内外的实践证明，降低高血压患者的血压水平，可明显减少脑卒中及心脏病事件，显著改善患者的生存质量，有效降低疾病负担。血压测量是评估血压水平、诊断高血压以及观察降压疗效的主要手段。患者随时可进行的家庭自测血压对患者高血压的控制有重要意义。

家庭自测血压有优势

目前，在临床和人群防治工作中，主要采用诊室血压、动态血压以及家庭血压三种方法。

诊室血压由医护人员在诊室按统一规范进行测量，目前仍是评估血压水平和临床诊断高血压并进行分级的常用方法。

动态血压监测则通常由自动的血压测量仪器完成，测量次数较多，无测量者误差，可避免白大衣效应，并可测量夜间睡眠期间的血压，因此，既可更准确地测量血压，也可评估血压短时变异和昼夜节律。

家庭血压监测（HBPM）通常由被测量者自我完成，这时又称自测血压或家庭自测血压，但也可由家庭成员等协助完成。因为测量在熟悉的家庭环境中进行，因而，也可以避免白大衣效应。家庭血压监测还可用于评估数日、数周甚至数月、数年血压的长期变异或降压治疗效应，而且有助于增强患者的参与意识，改善患者的治疗依从性。

精神高度焦虑患者，不建议家庭自测血压

家庭自测血压一般适用于以下人群：

一般高血压患者的血压监测；

白大衣高血压识别；

难治性高血压的鉴别；

评价长时血压变异；

辅助降压疗效评价；

预测心血管风险及预后等。

伴有慢性肾脏疾病、糖尿病，或病情稳定的冠心病或脑血管病的高血压患者更容易发生并发症，因此治疗更宜个体化。如果能够耐受，一般可以将血压降至130/80mmHg以下。在这些人群中有效合理地降压能够更好地保护心、脑、肾脏等靶器官，因此更应该经常自测血压以评估血压是否已经达标。对于精神高度焦虑患者，不建议家庭自测血压。

水银血压计不适合家用

家庭血压监测需要选择合适的血压测量仪器，并进行血压测量知识与技能培训。一般推荐上臂式全自动或半自动电子血压计，不推荐使用水银血压计。

家庭血压值一般低于诊室血压值，高血压的诊断标准为135/85mmHg，与诊室血压的140/90mmHg相对应。

目前还没有一致的家庭自测血压方案。一般情况建议，每天早晨和晚上测量血压，每次测2~3遍，取平均值；血压控制平稳者，可每周1天测量血压。对初诊高血压或血压不稳定的高血压患者，建议连续家庭测量血压7天（至少3天），每天早晚各一次，每次测量2~3遍，取后6天血压平均值作为参考值。尽量固定在每天的同一时间测量，以保证所测血压的可比性。

怎样自测更准确

测血压前，受试者应至少坐位安静休息 5 分钟，30 分钟内禁止吸烟或饮咖啡，排空膀胱。

受试者取坐位，最好坐靠背椅，裸露上臂，上臂与心脏处在同一水平，然后开始血压测量。应相隔 1~2 分钟重复测量，取 2 次读数的平均值记录。如果收缩压或舒张压的 2 次读数相差 5mmHg 以上，应再次测量，取 3 次读数的平均值记录。血压计必须使用大小合适的气囊袖带，气囊至少应包裹 80% 上臂。大多数成年人的臂围 25~35cm，可使用气囊长 22~26cm、宽 12cm 的标准规格袖带。肥胖者或臂围大者应使用大规格气囊袖带，儿童应使用小规格气囊袖带。

电子血压计要选经过国际标准验证的

目前市场上销售的电子血压计有三种类型：臂式、腕式、手指式。其中腕式和手指式不适用于患高血压、糖尿病、高脂血症、动脉粥样硬化及末梢循环障碍的患者。因为这些人群动脉搏动及弹性有差异，手腕、手指与上臂的血压测量值相差较大。

另外，建议购买电子血压计前先到医院用水银血压计测量血压值，这是因为电子血压计测量血压有一个上限值，当收缩压超过 200mmHg 时，电子血压计可能就测不准了。一般推荐患者选购上臂式全自动或半自动电子血压计进行家庭血压测量，血压计必须经过国际标准验证，如医疗器械促进会（AAMI）、英国高血压学会（BHS）和欧洲高血压学会（ESH）的标准。注意商品上有无通过这些标准验证的标识。最后，当您选购好了电子血压计，别忘了定期用标准血压计进行校准。

轮椅也要定期保养

◎ 陈锐

随着社会老龄化，许多老年人被一些行动障碍疾病困扰，如帕金森病、脑中风、腰椎关节疾病等，其行动常常需要肢具的帮助，轮椅是其中重要的康复工具之一，它不仅是肢体伤残者的代步工具，更重要的是使他们借助于轮椅进行身体锻炼和参与社会活动，许多家庭因亲人需要自己配备轮椅，以满足家人出行生活。

但您会正确使用轮椅吗？不正确地使用有一定的危险，给家人带来不必要的伤害，如何正确使用轮椅呢？

第一，购买轮椅时，选择正规供货商，材质承重力强，根据使用者体重选择大小合适的轮椅，轮椅的尺寸是选用轮椅时最重要的考虑因素。

普通轮椅一般由轮椅架、车轮、刹车装置及座靠四部分组成。车轮由大车轮、小车轮、手轮圈、刹车组成，大车轮主要承载重量，多用充气轮胎，定期轮胎充气，每次使用前检查轮椅安全性能，使轮胎气足，以保证使用的性能。手轮圈为轮椅所独有，直径一般比大轮圈小 5cm，一般由患者直接推动，若功能不佳，为易于驱动，可在手轮圈表面加橡皮等以增加摩擦力，也可沿手轮圈四周增加推动把手。

第二，为避免压疮，对坐垫要高度注意，有可能尽量用蛋篓型。这种垫上面有大量直径 5cm 左右的乳头状塑胶空心柱组成，每个柱都柔软易动，患者坐上后受压面变成大量的受压点，而且患者稍一移动，受压点随乳头的移动而改变，这样就可以不断地变换受压点，避免经常压迫同一部位造成压疮。

第三，使用者坐上轮椅时，有专人协助并固定轮椅，防止坐空。轮椅行驶时适宜在平整的地面上进行，当前面遇到障碍物时，应绕道避开行驶，以防出现轮椅倾倒之危险。上坡时，轮椅上的人面部朝高处，推轮椅者站在轮椅后用力向上推；下坡时，轮椅上的人面部仍朝高处，推轮椅者站在轮椅后用力顶住轮椅，向下倒行；在陡坡时，最好一前一后两人协助，轮椅横带（也称安全带）一定每次使用时系上，防跌倒，保证安全。

第四，轮椅对行动不便的老人来说，就是他们的第二双脚。但许多人把轮椅买回家之后，只要轮椅不出故障，他们一般不会去检查和保养，对它们很放心，其实这是错误的做法，为了确保轮椅的最佳状态，轮椅需定期保养。

第五，根据季节温度给使用者合理增减衣物及饰品，防止感冒、冻伤、中暑等次生伤害。天气寒冷时注意保暖，将毛毯直铺在轮椅上，还要用毛毯围在患者颈部，用别针固定，同时围着两臂，别针固定在腕部，再将上身围好。随时注意观察病情；患者如有下肢水肿、溃疡或关节疼痛，可将脚踏板抬起，垫以软枕。

选购血糖仪，专家有灼见

◎ 孙磊

　　随着生活水平的不断提高，饮食习惯的不断改变，近几年使糖尿病患者的比例突飞猛进。糖尿病会伴随患者朋友们终生，而且未能有效控制血糖还会伤及身体的各个部位，也就是我们说的并发症。为了大家更好地生活，不发生或延缓发生并发症，减少糖尿病对身体的伤害，需要患者及时了解自身的血糖情况。此外，糖尿病患者对控制血糖采取的任何措施，比如调整用药、控制饮食和使用胰岛素等，也必须通过检测血糖才可以做到心中有数。因此，糖尿病患者在家中配备一台家用血糖仪非常有必要。

专业医生的两个建议

　　患者朋友们面对市场上品种纷杂，令人眼花缭乱的无数款血糖仪，如何去选购一台方便、实用的家用血糖仪，家用血糖仪又有哪些分类及各自特点呢？作为一名内分泌科医生，我给大家提两条建议：

　　建议一：看准确度。

　　首先应该明确一点，家用血糖仪不能用来诊断糖尿病，但是对于血糖的监测是非常重要的。其测得的血糖值，应与生化仪测静脉血的测试值相近，不可相差太悬殊，准确度越高越好。

　　建议二：看仪器整体状况。

　　比如采血针使用是否便利，是否免调码；查看需血量的多少、仪器读数的时间、显示屏的大小与清晰度、电池的更换方便与否、外表是否美观、大小如何；试纸是否保质期长，便于保存；是否有强大的抗干扰能力、血细胞比容宽泛等。

174

几种分类的不同特点

家用血糖仪的工作原理和分类又是怎样呢?

血糖仪从调码进展分为三类:手动输入数字调码、调码卡、免调码。

血糖仪从工作原理上有两种分类,一种是光电型,另一种是电极型。光电血糖仪类似 CD 机,有一个光电头,它的优点是价格比较便宜,缺点是探测头暴露在空气里,很容易受到污染,影响测试结果,误差范围在 ±0.8mmol/L,使用寿命比较短,一般在两年之内是比较准确的,所以两年后建议正在使用光电型机器的患者到维修站做一次校准。电极型的测试原理更科学,电极可内藏,可以避免污染,误差范围在 ±0.2mmol/L。精度高,正常使用的情况下,不需要校准,寿命长。无论哪种反应原理都应该定期清洁保养,尤其是光化学反应原理的,否则会直接影响到仪器的准确度。

血糖仪从采血方式上分也有两种,一是抹血式,一是虹吸式。抹血的机器一般采血量比较大,患者比较痛苦,而且如果采血偏多,还会影响测试结果,血量不足,操作就会失败,浪费试纸,这种血糖仪多为光电式的。虹吸式的血糖仪,试纸能控制血样计量,不会因为血量的问题出现结果偏差,操作方便,用试纸点一下血滴即可。

血糖仪从反应原理分两种:葡萄糖氧化酶和葡萄糖脱氢酶。两种反应原理都要关注说明书中氧气、特殊用药、麦芽糖和半乳糖等影响因素。

现在多数血糖仪都是损伤型的,就是需要采血,对需要多次测量血糖的患者非常痛苦。现在,无损伤血糖仪已问世,但是价格非常高。为了减轻患者指尖采血的痛苦,有些公司也推出了手臂采血的血糖仪。

不同血糖仪使用方法也不同

患者朋友们选择了适合自己的家用血糖仪之后,使用方法一定要根据每款机器的说明书采用规范的使用方法。

在我们接触的病例中,患者朋友们常常会出现这样的情况,比如:吸血过多、不足;对吸氧的患者使用氧化酶反应原理的机器,或者把试纸放在空气中裸露时间过长；调码错误——忘记更换调码或者错误调码；给指尖消毒时，错误地使用了碘酒、碘伏等含有碘成分的消毒剂；消毒用的酒精或水没有干透就进行采血；采血时用力挤压指尖；使用了静脉血加样或二次加样；在血糖仪屏幕出现血滴符号前加样；不了解所使用血糖仪的反应原理，服用了还原性药物接着监测，不能理解所得结果和症状不一致，如测试血糖前服用大量维生素 C，由于它是很强的还原剂，遇到用葡萄糖氧化酶法测定血糖，会使血糖结果异常偏低，而此时患者可能并无低血糖症状与体征。

选择大品牌质量有保障

目前市场上血糖仪有很多种，无论是进口的还是国产的都有很多款，各种价位的都有，患者们常常纠结怎样才能买到一款准确方便而又经济实惠的血糖仪。

其实由于反应原理不同，不同品牌不同型号的血糖仪之间不能进行比较。以我们的经验，到正规医院或药店，买大公司生产的血糖仪，这就是最简易的方法。目前生产血糖仪的较大的公司包括强生、罗氏以及拜耳等。这些公司的血糖仪也有各种价位的，准确度基本类似，主要差别在于功能多少，建议患者朋友们购买的时候评估一下你是否需要这些功能。

理性对待家用测量的数值偏差

购买到一款血糖仪，患者朋友们又会想，家用血糖仪的测量数值是不是准确？跟去医院做血液化验测出的血糖数值比较，哪个更为准确？如果确实存在偏差，如何才能将偏差降到最低？在家里正确使用血糖仪的患者，是否还需要定期去医院用血液测定血糖？

作为一种测量工具，血糖仪既要求准确性又要求高的精确性。说到血糖仪的准确性和精确性毋庸置疑是以大生化静脉血浆血糖值是参考标准。由于血样不同以及其他影响因素会存在误差，根据 ISO 15197—2003 的规定，如下表中的偏差范围是被允许的。

测试范围	允许偏差
≤ 4.2mmol/L（≤ 75mg/dL）	≤ ±0.83mmol/L（±15mg/dL）
> 4.2mmol/L（> 75mg/dL）	≤ ±20%

定期将血糖仪进行校正，关注试纸是否过期，掌握正确的测量方法是保证血糖测定准确的几大要素。正规大公司多提供免费的咨询校正服务，如果有需要患者朋友们可以电话联系它们，或者直接到医院找到医生进行咨询。

糖尿病虽然不能根治，但并不可怕，我们有很多干预的手段。选用合适的家用血糖仪，监测血糖是一切治疗的根本，也是我们糖尿病治疗"五驾马车"其中之一，希望大家学会选、学会用血糖仪，以便提高治疗疗效，努力达到治疗目标，减少并发症发生，提高生活质量。

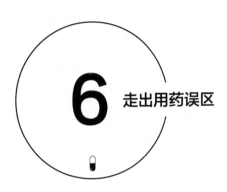

6 走出用药误区

靶向药物不可随意用

◎ 李晓颖　赵宁

临床上很多患者诊断肺癌后甚至不做任何治疗，直接自行购买靶向药物服用，这种做法是大错特错。

张阿姨的老伴不久前确诊了肺癌，张阿姨不想让他知道病情，就来门诊咨询医生，听说现在有一种口服的治疗肺癌的"神药"，不用放化疗和手术，也可以起到很好的疗效，不知道可不可以买来服用。

张阿姨口中的神药就是近年来肿瘤治疗中脱颖而出的靶向药物。以肺癌为例，靶向药物的出现可以使晚期肺癌患者生存期较传统治疗方法延长近 2 年。这些靶向药物价格也不菲，其实"神药"使用不当，不仅没有效果还会耽误患者治疗，以致人财两空。

什么是靶向药物？

所谓"靶向"就是针对性的意思。靶向药物可以作用于肿瘤细胞上特有的信号通路，达到杀伤肿瘤细胞，同时不损伤正常细胞的效果。

靶向药物的使用

在肿瘤治疗中，靶向药物就是精准诊断基础上的精准治疗，通过精确地找到疾病治疗靶点，并对疾病状态和治疗过程精确监测，最终实现对不同患者和疾病不同状态精准治疗，达到提高疾病治疗效果的目的。

使用前检测药物作用靶点

正如前所说，靶向药物发挥作用必须有作用的靶点，这些靶点就是基因是否突变的状态。以 EGFR 基因为例，多项研究表明中国非小细胞肺癌（NSCLC）患者突变率大约为 30%，腺癌患者突变率为 50%，不吸烟腺癌可高达 60%~70%，鳞癌患者突变率较低，但仍有约 10% 的突变率。患者必须存在突变的靶点才能从靶向药物治疗中获益。这就要求患者用药前去专业医疗机构进行检测，明确基因突变的状态。

肺癌目前靶向药物作用靶点有 EGFR、ALK 和 ROS-1 三种。针对 EGFR 突变靶向药物有吉非替尼、厄洛替尼和阿法替尼（目前我国只批准吉非替尼为一线治疗药物，阿法替尼在我国未上市）。针对 ALK 和 ROS-1 突变的靶向药物有克唑替尼。

使用中进行实时监测

不良反应监测 吉非替尼等靶向药物的不良反应发生率在 50% 以上，但通常比较轻微，常见不良反应为皮肤反应（皮疹、瘙痒、皮肤干燥及痤疮）和腹泻。较少见但严重的不良反应为间质性肺炎，发生率约为 1%，如果处理不当或不积极可能导致患者死亡。因此服药期间患者如果不适一定要随时就医。

药效监测 很多患者一旦开始服用靶向药物，不良反应也不大，就认为可以不用看医生了。但事实是靶向药物使用一段时间后，一些患者会出现耐药情况，医生在用药期间需要定期检查患者病情，如果病情进展会进一步检查是否耐药及耐药原因，换二线靶向药物或者放化疗等其他治疗方案。

目前靶向药物购买途径较多，建议患者从正规途径购买药物，在医生指导下服药，定期监测病情和不良反应，根据病情及时调整治疗方案。

服用胃药的种种"事故"

◎ 冯晓宏

日常门诊工作中经常遇到中老年朋友因为上腹部不适、疼痛、饭后饱胀、嗳气、烧心、反酸，甚至恶心、呕吐等来消化科看病。胃病用药，应注意些什么呢？

临床上常见的胃病有急慢性胃炎、胃及十二指肠溃疡以及胃癌；还有功能性疾病，比如消化不良、胃食管反流病等，应该注意的是同一种疾病可以有不同的表现，不同的疾病可以有相同的症状，比如胃癌早期表现就无法和其他胃病相区别。因此，有必要做胃镜等检查明确究竟是什么原因导致的上述不适，以便选择恰当的治疗方案。

服胃药的几种不良反应

常言道"是药三分毒"，是说任何药物虽然能治病，但都存在一定的不良反应，多种药物同时应用还会相互影响，增加不良反应。

人是一个整体，各个脏器功能紧密相关，治病用药都要有整体观念，从机体的方方面面考虑，尽量保持自身的机能状态，有些病是必须用药的，要坚持用，有些可以饮食治疗，运动治疗的。

比如脂肪肝、一些外源性的高脂血症，适当控制饮食，增加有氧运动就可以康复，完全不必用药，所以胃病也好，能不用药的就不用，可用可不用的也不要用，能用一种的就不用两种，药用多了，有的作用相冲突，有的作用叠加，比如同时用两种抑酸药的、用两种黏膜保护药的也不少见。

我们知道，很多药物都是吃下去由肠道吸收，经过肝转化或代谢，然后经过肾排出体外，这样必然增加肝和肾的负担，更别说有些药物还有肝毒性和肾毒性了。

服胃药需注意时间

治疗胃病的药物有抑酸药、黏膜保护药、胃动力药，助消化药几大类，针对不同的疾病选择恰当的药物，比如治疗胃食管反流病可以将抑酸药、胃动力药和黏膜保护药配合使用，溃疡病可以用抑酸药和黏膜保护药，另外，如果要治疗幽门螺杆菌还需要使用抗生素。有些治疗胃病常用药物需要注意服药时间和方法。

抑酸药

抑酸药主要有奥美拉唑、泮托拉唑、雷贝拉唑、兰索拉唑等，这类药抑酸作用强，药效持续时间长，需要早餐前服用，因为进餐后胃酸分泌量会大大增加，可以在进餐时起到抑酸效果，如需一天两次则睡前加服 1 次。

胃动力药

胃动力药如多潘立酮、莫沙必利最好在需饭前半小时服用，是因为待到进餐时药物疗效恰好达到高峰期，胃肠道在其药理作用下开始正常蠕动，利于食物的消化。

胃黏膜保护药

胃黏膜保护药分为吸收后起作用的和局部起作用的，局部起作用的像铝镁加混悬液、铝碳酸镁这类药有抗酸作用，能够中和胃酸，同时在胃内形成保护膜，为了延长作用时间，最好在饭后 1 小时服用，特别要指出的是服用这类药后要少饮水，能把药送下去即可，目的也是延长作用时间。

另外还要注意促进胃动力药不要与胃黏膜保护药同时服用，以免减少胃黏膜保护药在胃内停留时间。

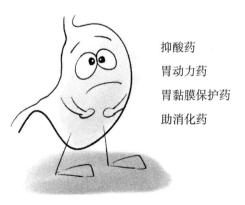

抑酸药

胃动力药

胃黏膜保护药

助消化药

助消化药

助消化药有消化酶、复方阿嗪米特等，这类药一般要就餐时同服或餐后及时服用。

胃药有很多是非处方药，可以在药店买到，这里要提醒患者朋友们，如果原因明确，比如受凉了、饮酒了、进食刺激性食物引起的不适可以自己根据适应证买药，而且够用就好，不必过多服药，最好能咨询驻店药师。如果较长时间不愈，一定及时到医院就医，以免延误。

总之，胃病用药根据其药理作用及代谢过程需要不同的服药方法，患者朋友们用药前除咨询医生外还要仔细阅读说明书，以达到最好的效果。

经常有不少中老年朋友同时患有高血压、冠心病、糖尿病、动脉硬化、骨关节病、高脂血症等，往往每天服用数种乃至十几种药物，这时如何针对胃病用药，需要仔细斟酌，权衡利弊，以便取得更好的疗效，减少不良反应。

吗丁啉会致恶性心律失常？

◎ 张海澄

从吗丁啉的适应证变迁谈起

2014 年 3 月 7 日，因吗丁啉（多潘立酮）可能带来的心血管风险（包括 QT 间期延长[①]和恶性心律失常），欧洲药品管理局（EMA）药物警戒风险评估委员会（PRAC）建议限制含多潘立酮成分药物在欧盟的使用，包括缩减适应证（仅用于缓解恶心呕吐症状，而不再适用于腹胀、不适及烧心症状）、限制使用剂量、缩短治疗时间等（使用时间不应超过 1 周）。

此前 EMA 批准多潘立酮用于治疗各种原因引起的恶心、呕吐，以及控制腹胀、不适及烧心症状，在部分欧盟国家中可用于儿童。但多潘立酮注射剂早在 1985 年即已因其心脏不良反应退市。而美国 FDA 从未批准多潘立酮的任何适应证，此药也从未在美国上市。

非处方药 ≠ 绝对安全

中国国家食品药品监督管理总局（SFDA）批准的适应证与欧洲相似，包括消化不良、腹胀、嗳气、恶心、呕吐、腹部胀痛。由于是 OTC（非处方药），百姓不需凭医生处方即可在药店柜台买药，加上各种电视台广告多年来的狂轰滥炸，吗丁啉早已深入人心，因此，在中国吗丁啉被滥用得更为严重。

吗丁啉的主要不良反应是引起 QT 间期延长，可致尖端扭转型室性心动过速（可为致命性）。在众多非心血管药物中，它并不是唯一的，而这些可以引致心脏

---

① QT 间期长度与心率、年龄及性别有关，心率越快 QT 越短，反之就越长。

猝死的各种药物常常容易被医生和患者忽视，而酿成大祸。

消息一经发布，宛如一石激起千重浪，立即引起各种新闻媒体的热点，并在医生与百姓间引起恐慌。其实国外对于新药审批早已经加入了针对 QT 间期等电生理特性影响的这一必要检测内容。美国心脏协会、心脏病学会还于 2010 年发表了《院内获得性尖端扭转型室速（TdP）防治》的专家共识，针对既往临床对院内获得性 TdP 的危险性普遍认识不足，尤其是应用非心脏药物引起的预警性心电图的表现认识不充分，常常影响到及时正确救治，进行了详细阐述。

院内获得性 TdP 是由于药物作用致 QTc 间期延长、T-U 波变形从而发生尖端扭转型室速，是参与心室肌细胞复极的一系列离子通道和相关蛋白功能或结构异常的结果，与 Ikr 减小或晚钠内流增强、跨室壁复极离散度增加有关。QTc 间期延长使早后除极的幅度增加，易于达到引起单个或成串室早的阈值，触发 TdP 发作。另一方面，心室肌局部复极时程显著延长，使室早在某些方向的传导受阻，易于形成折返，使 TdP 得以持续。

引起 QT 间期延长的非心脏药物

引起 QT 间期延长的非心脏药物有很多种，主要包括：

精神科药物

精神科药物主要分为抗精神病药物、抗抑郁药物、抗焦虑药物和情绪稳定剂，其中对 QT 间期影响较大的是前两类药物。

抗精神病药物　抗精神病药延长 QT 间期的机制主要为在 2 相末和 3 相阻断 K 离子外流，延长复极时间，从而使 QT 间期延长。

氯丙嗪是一类最早在临床上广泛使用的抗精神病药，最近有研究报道：6 例每日服用 1200mg 氯丙嗪的患者中有 3 人的 QTc 延长 10%；18 例每日服用氯丙嗪 400mg 的患者其平均 QTc 由 416ms 延长至 427ms。此外，服用甲硫哒嗪每日 400mg 的患者平均 QTc 由 416ms 延长至 429ms。

氟哌啶醇、奎硫平等抗精神病药对 QT 间期的影响则表现为剂量相关性。即在低剂量应用时对 QT 间期的延长不明显，而在大剂量使用则表现出明显的延长 QT 间期的作用，甚至诱发尖端扭转型室速，甚至导致患者猝死。

抗抑郁药物　在抗抑郁药物中，三环类抗抑郁药对 QT 间期的影响最为明显。其电生理机制与奎尼丁相似，主要通过阻断 Na 通道，延长心室除极时间，心电图上表现为 QRS 波群增宽。此外，也具有 2 相末和 3 相阻断 K 离子外流的作用，从而增加复极时间，延长 QT 间期。抗抑郁药物的心脏毒性主要在超剂量时出现。

选择性 5- 羟色胺再摄取抑制剂（SSRIs）也可对患者的 QT 间期产生影响，这类药物主要包括酸氟西汀、帕罗西汀、舍曲林、西酞普兰、氟伏沙明等。其导致 QT 间期延长的机制有两个方面：一是直接阻断 hERG 基因介导的 K 电流，二是影响心肌细胞膜上 hERG 蛋白的合成，减少 hERG 钾离子通道的数量，从而达到抑制 K 电流的目的。与三环类抗抑郁药相比，SSRIs 致 QT 间期延长的作用相对较弱，诱发尖端扭转型室速的发生率也相对较低。

抗肿瘤药物

无论是已在临床广泛使用的传统细胞毒类药物，还是正在逐步兴起的分子靶向抗肿瘤药，都具有一定的心脏毒性。其中，对 QT 间期的影响就是很重要的一个方面。在传统细胞毒类药物当中，蒽环类药物除能使 QT 间期延长之外，还具有降低 QRS 波电压、致 ST-T 改变以及致多种心律失常作用等。导致心脏毒性的机制目前考虑可能跟氧自由基的形成有关。此外，5- 氟尿嘧啶现也具致 QT 间期延长的作用，尤其在持续静脉输入的情况下。既往有冠心病以及接受放射治疗是其对心脏产生不良反应的危险因素。

与传统抗肿瘤药物相比，近年推出的分子靶向抗肿瘤药物致 QT 间期延长的作用更为明显。现已发现，2001 年上市的 7 种酪氨酸激酶抑制剂具有延长 QT 间期的作用。除此之外，具有抗肿瘤作用的多种单克隆抗体、血管抑制剂、组蛋白去乙酰酶抑制剂等也已发现可使 QT 间期延长。

因此，临床上在应用该类抗肿瘤药物时，密切监测患者心电图的变化是十分必要的。

抗感染药

大环内酯类、氟喹诺酮类抗生素，咪唑类抗真菌药和抗疟药等都已被证实具有致 QT 间期延长的作用。

作为大环内酯类的代表药物，红霉素可使 QT 间期延长。

FDA 于 2012 年 3 月修改了阿奇霉素缓释口服混悬剂药品说明书的警告和注

意事项部分，增加了关于 QT 间期延长风险的信息。克拉霉素和红霉素的药品说明书警示部分中也包含了关于 QT 间期延长的信息。FDA 建议在获得医务人员认可之前，正在接受阿奇霉素治疗的患者不可擅自停药。医务人员在处方或给予抗生素类药物治疗时，应了解患者有无发生 QT 间期延长和心律失常的潜在风险。

唑类抗真菌药物主要包括酮康唑、伊曲康唑和氟康唑。与大环内酯类药物相比，唑类抗真菌药在它们抑制代谢、增加其他已知能增加 QT 间期延长和可能引起 TdP 的药物的血药浓度方面作用更强，而直接致 QT 间期延长方面作用较弱。

关于喹诺酮类药物，1999 年 FDA 通过 Medwatch 系统检索到 15 个左氧氟沙星可引起 QT 间期延长和 TdP 的病例报道，但未对因果关系作出评价。临床上使用这类药物时需保证患者应没有低钾血症或显著的心动过缓，或不同时予以 I A 类或 III 类抗心律失常药。

抗组胺药

以苯海拉明为代表的第一代抗组胺药已被证明具有奎尼丁样作用，可导致 QT 间期延长，目前在临床上已很少使用。20 世纪 80 年代，一类特异性的 H_1 受体拮抗剂作为第二代抗组胺药进入市场。然而在经过临床十多年应用之后，两个代表药物——特非那定和阿司咪唑，逐渐被发现具有明显的致 QT 间期延长的作用，尤其是跟 CYP3A4 酶抑制剂同时使用时最明显，目前这两种药已撤出美国市场。

其他药物

有报道多类非抗心律失常类心血管用药，如吲达帕胺等，可使患者 QT 间期延长。女性、充血性心衰、心动过缓、电解质紊乱等危险因素存在，会大大增加尖端扭转型室速的发生。

西沙必利在刚上市时曾被认为是一种非常安全的胃肠动力药，但越来越多的临床研究表明其具有明显的致 QT 间期延长的作用。

世上没有特效解酒药

◎ 赵青竹

"如果有一种药物，既能满足应酬的需要，又不用忍受酒醉之苦，那该多好！"这是不少"酒虫"的"愿望"。随着"醉驾入刑"法规的实施，严查严令下，也催生了市场上各种各样的解酒产品，一些售卖解酒药的网店更是在广告中暗示："吃了解酒药就可以逃避酒驾检测"。

其实，靠解酒药开怀畅饮是不可取的，过度服用还可能引发不良反应，危害人体的健康。对此，专家表示，目前市场上的解酒药、解酒保健品，没有一种是被证实确有效果的。

案例一："救驾"不成，向药店索赔？

肖卫东是一家保险公司的销售员，为了保持良好的业绩，平时他总免不了陪客户喝几杯。酒量颇好的他从不为应酬而担心，真正让他烦恼的是喝酒以后开车的问题。

一次和客户谈判时，不得已喝下几瓶啤酒。散席后，肖卫东害怕自己开车回家会被交警拦下，便到附近药店买来一盒解酒药，按照要求服用了几片。

之后一路大胆开车回家的他，还是被交警测出了酒精超标，并扣分罚款，肖卫东十分纳闷。为此，他还特地找来律师咨询："我吃了药店买的解酒药，还是被检出酒精超标，我能向药店索赔吗？"

案例二：解酒药把新娘送进急救室

从事媒体工作的彭欢吃解酒药不是为了"救驾"，而是为了结婚。前不久，彭欢刚举行完婚礼，回忆起喜宴上醉酒的那一幕，至今仍让她心有余悸。

彭欢从小滴酒不沾，所以工作第一天的"洗尘酒"就喝醉了。半瓶啤酒喝完后就头晕想吐，领教过酒的厉害后，彭欢想了不少办法，比如，一上桌就拼命吃东西，喝酒前就先吃点东西填肚子；向一些女同事学习，出去应酬时总会喝些牛奶等。不过都不见效，还是容易醉。

婚礼在即，正当彭欢为害怕被灌酒而苦恼时，朋友向她推荐了一个"护身符"——解酒药。于是，婚礼当天，彭欢按照说明书上的要求，提前半小时服下了解酒药。为了加强效果，她还加大了剂量，本来一次只要吃6颗，结果吃了8颗。

因为相信药盒上宣传的"20分钟快速分解酒精"的神奇效果，彭欢开始在宴席上频频端杯，连知道她平时不胜酒力的同事们都纷纷诧异于她的"豪爽"。本以为找到了"救命药丸"的彭欢却怎么也没有想到，送走宾客后的半个小时，她就晕倒在了酒店大堂。

家人迅速将她送到了医院，医生当即诊断为酒精中毒。经过3个小时的抢救，彭欢的情况逐渐稳定，直到凌晨3点，她才苏醒过来。看到守候在病床边的老公，彭欢无奈的苦笑："我的新婚之夜怎么会在抢救室里度过？"深得教训的她在发誓"从此再不沾酒"之余也心生疑问："之前吃的解酒药为何会一点用处都没有？"

疑问：解酒药真能"救驾"？

"怕查车，吃'酒侣'"。"常备'酒侣'解酒多肽片在车上，能够让你在关键时刻化险为夷"……在一个专营"解酒药"的网页上写着这样的宣传词。商家还用大量篇幅详细介绍了如何躲避检测："可以以酒精测试仪不准为由，拒绝接受酒精测试仪测试，在去医院抽血查验酒精期间服用'酒侣'解酒多肽片并借机拖延时间，20分钟后，血液中的酒精含量就会大幅下降。也许，你嘴里还喷着酒气，可是抽血检查的结果已远远低于法定酒后驾车的标准。"

在淘宝上搜索"解酒药"字样，可以发现有1300多条相关商品，且销量都很不错。网店上显示，这些解酒药普遍宣称能快速解酒、消除宿醉痛苦、保护肝脏、能使酒量成倍增长。其中一款名为"千杯不醉"的解酒药就在产品说明中称该药由"秘制纯中药"制成，具有强大的解酒、醒脑、保肝的功效，更可增大酒量并迅速降低体内酒精浓度。卖家更是在网页上标明，如果买家不相信效果，可以当场拿酒精测试仪检测。

据了解发现，几乎街头每家药店都有解酒药出售，价格从几元到 200 元不等。说明书上标示的功能基本都是护肝解毒、解酒提神，且几乎都标明"卫食字""卫准字"等字样，即属于保健品。

专家：世上没有特效解酒药

医学专家表示，从医学的角度看，还没有一种真正的解酒药，那些号称能保肝护肝、加速酒精代谢的产品都有些夸大其词。人体主要通过肝脏、皮肤和呼吸系统三大途径代谢酒精，其中肝脏最为重要。酒精进入人体后，要依靠肝脏来解毒，在乙醇脱氢酶等"解酒酶"的作用下，乙醇最终会转化为二氧化碳和水排出。

从肝脏代谢酒精的机理来看，人体在单位时间内分解、代谢乙醇的量是一定的，换一句话说，一个人的酒量在一定时期内是不变的。有些解酒药的成分确实可以抑制呕吐，对缓解酒后症状有辅助作用，但不能说这些药具有解酒功效。

专家警告说，靠解酒药开怀畅饮是不可取的，过度服用还可能引发不良反应，危害人体的健康。药物成分本身也需要通过肝代谢，这在客观上会加重肝的负担。市面上的解酒药主要作用是延缓胃黏膜对酒精的吸收入和加快血液中酒精的代谢，是不能长期使用的，而且有部分醉酒者对解酒药有过敏的现象，一旦没有及时处

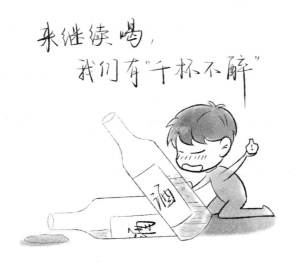

理还可能造成更大的伤害。醉酒严重时，还可能出现深度昏迷，这时仅靠解酒药是解决不了问题的，必须及时送到医院治疗。

对于一些经常因工作、应酬等原因确实非喝酒不可的人来说，医生提醒，要以不喝醉为度，可记住一些小方法来缓解醉酒。比如在饮酒前半小时喝点酸奶或牛奶，可起到保护胃黏膜的作用；饭桌上先吃一点主食，也能起到防护的效果；不要喝快酒，否则会增加肝脏负担；酒后多喝水，还可吃些具有利尿效果的水果。

有些食物能缓解酒后不适感

西红柿　酒后吃几个新鲜的西红柿，可以缓解头晕症状，若榨汁饮用则效果更佳。

西瓜　西瓜是清热祛火的上佳水果，如果酒后感到浑身燥热，吃一些西瓜可加速酒精从尿液中排出。

香蕉　喝过了酒，吃上三根香蕉，能够增加血糖浓度，降低酒精在血液中的比例，达到解酒目的，同时减轻心悸症状，消除胸口郁闷。

浓米汤　米汤里富含的多种糖及B族维生素也有解酒、解毒功效。

豆腐　饮酒时以豆腐下酒，不仅可以解酒，还能促进酒后迅速排泄。

蜂蜜　蜂蜜能促进酒精的分解吸收，减轻饮酒带来的头痛症状，同时，蜂蜜还有安神催眠作用，第二天起床后也不会头痛。

葡萄　新鲜的葡萄中含有丰富的酒石酸，能与酒中的乙醇相互作用形成酯类物质，达到解酒目的。

芹菜　芹菜中丰富的B族维生素有分解酒精作用，对缓解酒后胃肠不适、颜面发红很有效果。

酸奶　酸奶能保护胃黏膜，延缓酒精吸收，尤其对于酒后兴奋的人们缓解烦躁情绪十分有效。

生姜　如果酒后反胃恶心，可切一片生姜含在口中。

硝酸甘油：三大"忌"律，八大注意

◎ 张海澄

在很多影视作品中，经常会见到心脏病发时，舌下含服硝酸甘油救命的场景，而硝酸甘油被形象地称为"救命神药"。

硝酸甘油控制心绞痛发作的机制主要是通过扩张冠状动脉，增加冠状动脉供血，达到抗心绞痛的作用。此外，也可通过扩张其他动脉、静脉，使外周血管阻力下降，减轻心脏的前后负荷，从而减轻心脏的负担。在所有药物中，硝酸甘油是抗心绞痛的特效药，是冠心病患者发病时急救的必备良药。

心绞痛发作的特点

使用急救药，首先要对心绞痛做出比较准确的判断。人体内供应心脏的血管（冠状动脉）发生粥样硬化狭窄或痉挛，心脏血液供应减少，就会出现心绞痛。高危人群多发年龄大于 45 岁，高血压、吸烟、血脂异常、肥胖、糖尿病、冠心病家族史等都是冠心病心绞痛的高危因素。

发作前常有诱因　心脏负责对全身组织器官供血供氧，其中包括供养自己的冠状动脉。在过度劳累、剧烈运动、精神紧张、情绪激动、饱食、受寒、吸烟等因素影响下，流到冠状动脉的血液会突然减少，就可能发生心绞痛。

典型症状　典型心绞痛为阵发性胸闷、憋气、胸痛，出现在胸骨后，可放射到心前区和左臂。阵发性指突然发生，休息或用药后持续一会儿症状就能消失。

发病部位　在胸骨后，可放射到心前区和左臂。心绞痛的部位有时会发生"偏离"，出现在上腹部或放射到颈、下颌、左肩胛部或右前胸。发作时可能感觉压榨痛或闷胀，甚至感到窒息伴有濒死的恐惧感。

一般来说，舌下含服硝酸甘油，1~2 分钟即能起效，作用时间可维持 20~30

分钟。而口服给药起效时间长、疗效差，故不可取。因而在急救时用药方式一定要舌下含服。含在舌下略有烧灼感，这恰恰是药物有效的特征。

硝酸甘油也可导致心绞痛

若硝酸甘油服用不当，不但不能抗心绞痛，反而还可引起心绞痛。这与硝酸甘油的作用机制有关。硝酸甘油具有舒张血管的作用，一旦患者服用硝酸甘油的剂量较大时，外周血管中血液容量加大，回心血量相应减少，从而引发交感神经兴奋，使心率加快、心肌收缩力增强，心肌的耗氧量增加，进一步加剧甚至诱发心绞痛。

硝酸甘油不良反应有哪些？

服用硝酸甘油常见的不良反应有血管扩张性头痛、头晕、面部潮红、恶心、呕吐、腹痛、视物模糊、反射性心动过速、直立性低血压、呼吸加快，甚至出现晕厥等。若服用硝酸甘油过量还可出现精神错乱、抑郁、狂躁、发绀、冠状动脉痉挛等，甚至是呼吸麻痹、窒息死亡。

硝酸甘油导致过敏的不良反应较为少见，但严重者也可出现过敏性休克，若治疗不及时危害极大，所以在服用硝酸甘油时需要注意。

防止或减轻头痛方法：初次含服硝酸甘油时，最好取坐位或平卧位。如果服药后感到头昏、无力、出虚汗应立即平卧，不良反应可在几分钟后迅速消失。出现严重不良反应者，应立即呼救。

硝酸甘油之"三大'忌'律"

一忌大量用　患者服用硝酸甘油的剂量较大时，可进一步加剧甚至诱发心绞痛，因此，急救时如无效或效果不佳，可再舌下含服一片，最多不能超过3片。

二忌长期用　硝酸甘油是三硝基药物，舌下含服和静脉输注均只能作为急救应用，不宜长期服用。长期服用可选用单硝酸异山梨醇酯，每日一次口服即可。

但应注意长期口服硝酸盐类药物也可产生耐药性。当人体对硝酸盐类药物产生耐受性时，硝酸甘油扩张血管和解除痉挛的作用在急救中不能有效地发挥，冠状动脉持续性痉挛不缓解，会引发严重后果。

三忌突然停药　长期服用硝酸盐类药物切忌骤然减量或停药，因可引起血流动力学的"反跳"现象，从而诱发心肌缺血，诱发或加重心绞痛、急性心肌梗死，甚至是猝死。

硝酸甘油之"八大注意"

注意一：用药方式要得当　硝酸甘油的给药方式不同，如舌下含服、静脉给药、口服给药，吸收的效果也不相同。因舌下的毛细血管分布较为丰富，利于吸收，故舌下含服是急救时的首选。也可采用喷雾剂直接喷在口腔黏膜上。静脉给药的效果最好，药物直接入血液后快速起效。而口服药在经肝脏代谢后，药效大减。因此，当心绞痛急性发作时，应立即舌下含服硝酸甘油。

注意二：用药姿态要摆正　在用硝酸甘油时坐着为好，坐着含药比躺着、站着都好，直立时用硝酸甘油可出现头晕、低血压，甚至晕厥；若躺着用药时，因回心脏血量增加导致加重心脏负担，从而影响药物疗效。

注意三：连续含服最多3次　人出现急性心绞痛时，立即舌下含硝酸甘油1片，若不见效或疗效不明显，可隔5分钟后再含1次，最多可连续含服3次，若疗效仍然不明显，不可继续含服。如含服硝酸甘油3次，疼痛不缓解且伴大汗、面色苍白、四肢发冷等症状时，极可能是急性心肌梗死发作。

注意四：短效长效要分清　硝酸甘油在1天之内可多次应用。但是如果1天内心绞痛发作数次，应在医生指导下服用长效或中长效硝酸酯类药品，如消心痛（二硝基）、单硝酸异山梨醇（单硝基），以维持长期疗效，防止心绞痛复发。

注意五：用药剂量要正确　初次含服硝酸甘油时应从小剂量开始，一般为0.3~0.6mg。

注意六：药品存放应避光　硝酸甘油的性质不稳定，遇空气或光线缓缓分解失效，应棕色药瓶避光保存。

注意七：药别装在贴身口袋里　心绞痛患者要随时携带硝酸甘油，但最好别把药装在贴身的衣服口袋内，由于受体温影响硝酸甘油较易分解；若密闭再不好时，更易失效。因此不要大量存放。

注意八：注意日期勿失效　硝酸甘油通常在生产日期1~2年后即失效。有的硝酸甘油因反复打开瓶盖，3~6月就可能会失效。失效的硝酸甘油，在舌下含服时，不会出现辣涩的感觉，也不会出现头胀、面红等表现。

哪些患者要禁用或慎用硝酸甘油

青光眼患者

对于青光眼患者，尤其是原发性闭角型青光眼未经手术治疗者，应用硝酸甘油后会使眼压进一步升高，眼痛加剧，甚至出现更严重反应。如非用不可，则需密切监测眼压及症状。已经手术治疗的闭角型青光眼，或药物控制良好的开角型青光眼患者，则可使用，但需定期监测眼压。如用药后发生了视物模糊、鼻根部酸胀、眼部胀痛、头痛、恶心、眼红、怕光流泪等不适症状，应立即到眼科就诊。

低血压患者

低血压患者或平常血压偏低的患者应谨慎使用硝酸甘油，因为硝酸甘油会使血压降得更低。尤其在体位突然变动时更易发生。

脑出血、颅内压增高患者

硝酸甘油也扩张脑血管，会使原有病情加重，因此脑出血、颅内压增高患者应慎用硝酸甘油。

肥厚型梗阻性心肌病患者

硝酸甘油会使该病患者左心室流出道梗阻进一步加重，甚至引起晕厥、猝死，应尽量避免应用。

正在应用西地那非的患者

由于西地那非能增加硝酸酯类药的降压作用，因此两种药物不能一起服用，以免引起严重低血压甚至猝死。

眼药水能滴在眼球上吗?

◎ 陈威

大部分人都习惯将眼药水滴到眼球或者眼角上。但是最近网上却有传言说,我们这些年滴眼药都滴错了,眼药水绝不能滴在眼球或者眼角,否则眨眼次数增多,药液外流,就白滴了。那么,这种说法有道理吗?

小小眼药水,成分大不同

对有些人来说赏心悦目的春季,是某些过敏性结膜炎患者的噩梦。眼痒剧烈,难以忍受,于是随便找到一瓶眼药水就点眼、不分时间、频率多次大量用药,结果未必奏效。那么针对这一情况,眼药水在使用时有哪些注意事项呢?

首先,同其他各种药物一样,眼药水也是药物,需要"对症下药",人们会嗤笑:"这还用说吗?"但现实远非如此。非常多见的情况是:患者来就诊,拿出了一大包眼药水,有的是在药店随便买的,有的是家里人曾经手术后用过但没有用完的,还有自己配制的!还有的一来就诊就说:"我用过好几天眼药水了,都不好,所以来看病了。"询问他们:知道是哪种眼药水吗?他们常常一脸茫然,甚至有些人会说"就是消炎药呗"或"就是普通眼药水呗",究竟是用来治疗什么的不清楚。

其实,眼药水仅仅是一种剂型,内含的药物成分各不相同,不能随便混用。如前所说的过敏结膜炎,就应使用抗过敏类的药物,而不应随便买瓶抗菌素滴眼药,甚至用别人的手术相关眼药去治疗,这与腹泻时不应该吃治疗心脏病的药物是同一个道理。

所以用眼药水之前一定要明确是治疗什么眼病的,这绝大多数情况下需要专业医务人员的指导,才能够做到对症治疗。

眼药水：不能滴在黑眼珠上

那么，使用眼药水时具体操作方式是什么，又有哪些注意事项呢？

第一点是要"核对"。药名一定要看清楚了再用。极端的例子就是有些粗心的患者把滴鼻液、滴耳液，甚至涂灰指甲的"脚气水"滴进结膜囊，导致极度不适感甚至角膜的灼伤而需要急诊处理。

第二点是要"清洁"。洗干净双手再滴用眼药水，如果眼部有很多分泌物也需要轻柔地用消毒棉签擦净。而且，滴药时眼药水瓶口距离眼表面至少1~2cm，避免接触睫毛或眼睛，以防止污染。

第三点是要"温柔"。滴眼药时头稍后仰，以一只手轻柔将下睑向下牵引，暴露出部分下眼睑内表面，另一只手持眼药瓶，将1~2滴眼药水滴入，轻轻闭目2~3分钟，溢出的眼药水轻柔拭去，操作过程中要避免挤压眼球。避免直接滴到角膜（口语所谓的黑眼珠），滴眼后也不必转动眼球。

第四点是要有"间隔"。两种以上眼药水时，每种眼药间隔5分钟。先滴用刺激性小的，再滴有一定刺激性的药物。另外，有些药物经黏膜吸收后会有些全身反应，可在滴眼药后压迫泪囊部数分钟。

眼药水的保质期到底有多长？

有人因为眼睛看不清楚东西而去医院眼科配了眼药水，医生说要一个月内用完，但是包装盒明明写了6个月，这是为什么？

药物都有一定保质期，眼药水也不例外。那么怎样掌握这个保质期呢？一般来说，正规的药品说明书均会明确说明"开启后最多应用××周""开瓶后××天内用完"；没有特殊指明的，一般开启后4周后还没有用完就不宜再用了。但是目前由于科技的进步，特殊瓶身设计及独立包装的应用使滴眼液开启后能够持续应用的时间大大延长，具体多久应遵医嘱。应该注意的是眼药水外部包装上还会有如下字样：保质期至××年××月××日。这是指过了这个日期，即使药物全新、包装完好也不能使用了。

眼药水可以保健用吗？

由于网络、手机的广泛应用，干眼症患者日益增多。市面上、广告里关于"保健用"眼药、缓解眼干、眼疲劳的滴眼药五花八门，也引入最先进的概念，包括无防腐剂包装、纯天然成分等。这些不是完全不可取，但大千世界，每人都有其特殊性，适用于他人的未必就是通用的，最好进行专业的咨询、评估再酌情使用。防腐剂是绝大多数滴眼液中都有的，关键看是否达到国家的药物标准要求，如果达标就可以在医生指导下放心应用。

"药驾"危险，不可小觑

◎ 刘国信

近年来，因药后驾驶而导致的交通事故频繁发生，令人们切实感受到"药驾"危害之大，不可小觑。

所谓"药驾"，就是指开车人服用了某些药物后驾车出行。由于这些药物常用易得，服用之后可能产生不同程度的不良反应，因而很容易酿成后患。

如有的药物服用后可引起头晕、嗜睡、倦怠、大脑思维迟钝，使反应能力显著降低；有的药物服用后会出现共济失调，使本能反射动作的时间明显延长，动作协调能力下降，从而无法正常控制油门、刹车、挂挡、方向盘的操作，俗称"手脚不听使唤"；还有的药物服用后会造成视力、听力减退，注意力分散，不能正常接受灯光刺激反应，甚至不能正确分辨道路上的行驶线、斑马线、岔路口、红绿灯以及其他车辆和行人，极易导致判断失误；还有的药物服用后兴奋不已、易激惹，往往会因情绪失控而酿成不安全事故。

有资料表明，在药后驾车的人群中，吃抗抑郁药物和镇静剂的人事故发生率达97%，普通人群常用的抗组胺药造成的事故率为72%，而酒后驾车的事故率是87%。可见"酒驾"虽然很危险，但大多数人都明白其中的道理，即使酒后驾车也是心存侥幸铤而走险；而"药驾"由于不被人们所重视，往往在不知不觉中发生了意外，还不知道原因何在。

可能影响安全驾驶的药物

无知是最可怕的。近年来，因服药后驾车而导致的交通事故呈不断增加之势。而早在20世纪80年代，世界卫生组织就列出了7大类服用后可能影响安全驾驶的药物。这7大类药物包括：对神经系统有影响的药物、催眠药物、有恶心呕吐反应或变态反应的药物、止痛类药物、兴奋剂、治疗癫痫的药物、抗高血压药物等；为切实保障交通安全，在服用上述药品期间应禁止驾车或暂时停止驾驶车辆。

抗感冒药类

在可能影响正常驾驶的药物中，最常见的是感冒药。这类药物中大都含有抗组胺类药物成分，如扑尔敏、苯海拉明、非那根、赛赓啶、安其敏等，药效发挥后会对中枢神经系统产生抑制作用，使反应速度下降，甚至引起嗜睡、眩晕、头痛、颤抖、耳鸣和幻觉反应，故服用后需要一定时间的休息，不得立即驾车上路。

镇定催眠药类

如硝基安宁、苯巴比妥、佳静安定等，这类药物对人体可产生镇静、催眠和抗惊厥作用。开车之前绝对禁止吃这类药，如实在需要吃，必须等药效消解后再开车。

抗抑郁药类

如阿米替林、丙咪嗪、氟西汀、舍曲林、米氮平、帕罗西汀等。服用后易诱发癫痫、出现嗜睡、幻觉、精神紊乱、视物模糊等现象，影响判断力和操作的敏捷性；反应严重者还可能发生共济失调，步态不稳，令手脚不听使唤。故服用此类药物后不宜驾驶车辆和从事高空作业。

解热镇痛药类

如芬必得、布洛芬、阿司匹林、水杨酸钠、安乃近、非那西汀、氨基比林等。吃药后易出现眩晕、耳鸣、听力减退等症状，需谨慎驾驶车辆。

抗心绞痛药类

如心痛定、消心痛、硝酸甘油制剂等。这些药物会扩张血管，从而导致头痛；还会因眼内压、颅内压升高而导致视力不清、头晕乏力等，容易造成判断失误，影响行驶安全。

给驾驶人员的建议

安全驾驶对驾驶人提出的要求是：身体状况良好，注意力集中，视力、听力正常，反应敏捷，平衡感强。由于驾车人士在服用上述药物后，因药物本身的不良反应，易导致交通意外。因此，为保障交通安全，驾驶员用药时应注意以下事项：

在生病服药期间最好不要驾车。必须驾车时一定要仔细阅读所服药品的说明书，了解所含成分、注意事项以及不良反应等。凡说明书中规定服药期间禁止驾车的要严格遵守，以免发生危险。

自主购药和到医院就诊时，要向医生说明自己是司机或者长时间从事驾驶工作，以便根据病情选择不影响驾驶的药物。由于大多数感冒药都含有抗组胺类药物成分，对于普通常见感冒，司机朋友们最好选用中成药，因为这类药物没有或很少有抗组胺成分。已经服药的朋友，在药效期内最好不要驾驶车辆和从事高空作业。

要不要吃减肥药？

◎ 孙晖

目前市面上充斥着不同的减肥产品，人们在想购买减肥药的时候，很容易把减肥类产品和减肥药物混淆。正规的减肥药是需要通过人体试验，证明其安全有效后，并获得国家药监局的批准文号，药品在包装上一定能够看到批准文号："国药准字 H(或 Z.S.J.B.F)+8 位数字"。其他的一些减肥产品比如一些减肥保健品（国食健字 G(J)+8 位数字或卫食健进字 +8 位数字）或者食品（"食品生产许可证号"都是以 QS 开头后面加 12 位流水号）又有不同的标示。

那么，减肥药和这些减肥保健品或者减肥食品有什么不同呢？

首先来说说保健品和药品的区别：保健品不是药品，它能调理生理功能，但是对治疗疾病效果不大。可以用来进行辅助治疗。保健品不可以代替药品。一种新药品的面市，必须要有大量的临床试验，并通过国家药品食品监督管理局审查批准；保健品没有规定的治疗作用，不需要经过临床验证，仅仅检验污染物、细菌等卫生指标，合格就可以上市销售。而对于食品的只要求无毒、无害，有一定的营养要求，而没有强调其药用作用。因此，只有经药监局批准的减肥药，药用价值才可以保障。消费者在选购减肥药品的时候，应该仔细查看药品包装上的批文，合理选择购买。

减肥药也有处方药和非处方药之分。目前我国大多数的减肥药都是处方药，都应该在医生的指导下服用。唯一被批准为非处方药物的只有奥利司他胶囊。

目前临床上使用的减肥药物主要有以下几类：

食欲抑制剂　主要作用于中枢神经系统，通过下丘脑调节摄食的神经递质如儿茶酚胺、血清素能通路等，从而抑制下丘脑食欲中枢，降低食欲，从而减少热量摄入。主要药物如苯丙胺及其类似物（拟儿茶酚胺类）、氟西汀（拟血清素制剂）、西布曲明（作用为抑制中枢对 5- 羟色胺和去甲肾上腺素的再摄取）。抑制 5- 羟色胺的再摄取可增加饱腹感。临床上曾广泛运用。2010 年 10 月国家食品药品监管局组织相关专家对西布曲明在我国使用的安全性进行了评估，认为使用西布曲明可能增加严重心血管风险，减肥治疗的风险大于效益，故而现已被禁用。

代谢增强剂　为 β₃ 肾上腺素受体激动剂，增强生热作用，从而增加能量消耗，以达到减重目的。常用的甲状腺激素制剂和生长激素，现已不主张使用。

减少肠道脂肪吸收的药物　主要为非中枢减重药，脂肪酶抑制剂奥利司他。奥利司他是一种对胃肠道胰脂肪酶、胃脂肪酶的抑制剂，它不抑制食欲而是减慢胃肠道中食物脂肪水解过程，减少进食的脂肪在肠内吸收，摄入的脂肪中约有 1/3 因不能被吸收而从肠道排出，从而达到减重目的。

只要是药物，都有适应证

减肥药物的使用是有其一定的适应证的。根据《中国成人超重和肥胖症预防控制指南（试行）》：BMI[①] $\geq$ 24 为超重，BMI $\geq$ 28 为肥胖；男性腰围 $\geq$ 85cm，女性腰围 $\geq$ 80cm 为腹型肥胖。

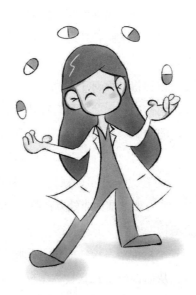

———————————
① body mass index，体质指数，BMI = 体重（kg）/ 身高的平方（m²）。

只有达到以上标准者我们才称之为肥胖，而现实生活中许多人特别是女士都认为自己肥胖，其实这只是审美意义的肥胖，并非生理性的，此时若节食或服药则是有害的。

不是所有肥胖人群要通过药物减重的。大多数肥胖症患者在认识到肥胖对健康的危害后，在医生的指导下控制饮食量、减少脂肪摄入，增加体力活动，常可使体重显著减轻。

药物减重主要的适应证为：患者出现以下情况——

（1）食欲旺盛，餐前饥饿难忍，每餐进食量较多；

（2）合并高血糖、高血压、血脂异常和脂肪肝；

（3）合并负重关节疼痛；

（4）肥胖引起呼吸困难或有阻塞性睡眠呼吸暂停综合征；

（5）BMI ≥ 24 有上述并发症情况，或 BMI ≥ 28 不论是否有并发症，经过3~6 个月单纯控制饮食和增加活动量处理仍不能减重 5%，甚至体重仍有上升趋势者，可考虑用药物辅助治疗。

下列人群不宜使用减重药物：儿童；孕妇、乳母；对该类药物有不良反应者。

一瓶藿香正气水惹的祸

◎ 厉延明

曾经遇到一位患者，胸闷、恶心、血压低。仔细一问，原来之前喝过藿香正气水。为什么藿香正气水会这样？

给大家讲一个桔子诊所里真实发生的故事。桔子诊所里除了有学识渊博的桔子医生，还有骄傲自大的实习生石子来、美丽聪明的护士萧美。

输液室里，美丽聪明的护士萧美给张大妈输好液，正低头收拾东西，张大妈一只手拿着手机，说："闺女，你真漂亮。"萧美看了看张大妈，心想这张大妈真会说话。

接近中午的时候，一个胸闷的患者家属陪着过来看病，患者男性 32 岁，叫王寒，陪着来的是他的妻子，这几天一直拉肚子、肚子胀，今天中午突然出现胸闷、恶心。石子来数了数脉搏 110 次 / 分，测量血压 90/50mmHg。石子来不敢怠慢，赶紧喊桔子医生。

桔子医生简单检查了一下患者，看到患者脸红红的精神很差，告诉萧美准备给患者吸上氧气，并且问患者妻子这几天都吃了什么药。患者妻子说，拉肚子的时候考虑胃肠感冒，吃的是头孢氨苄，今天感觉肚子还是有些胀，就在家喝了一瓶藿香正气水。桔子医生了解这个情况后，马上让萧美给王寒挂上一瓶液体，又加了地塞米松，并告诉石子来马上给急救中心打电话。过了几分钟，患者慢慢好一些了。患者妻子问桔子医生："医生，我老公这是什么病啊？"

"我初步判断应该是吃头孢以后，喝藿香正气水出现的双硫仑样反应。但是一会儿救护车来了建议到医院再检查一下。"桔子医生说。

"这个双……什么反应严重吗？"患者妻子问。

"大部分经过治疗应该不会有什么问题，你丈夫目前看比较稳定，你也不要太担心，注意以后吃了头孢类药物以后，不要喝酒，也不要吃含酒精的食物或者药物。"桔子医生说。

"谢谢你医生，我感觉好多了！以后我会注意点，吓死我了。"王寒慢慢地说。

"以后一定注意了。"桔子医生说。

救护车来了，拉着王寒和妻子到医院去做一些检查。石子来问桔子医生，"桔子老师，你说的是什么反应，我怎么没学过啊？"

"是双硫仑样反应，这你都不知道，你该多看看书了。"萧美说。

"我知道一定是双硫仑这个物质引起的不良反应，藿香正气水里怎么会加这个物质！"石子来说。

"哎，你成为名医的道路还很远。"萧美看了一眼石子来说。

"这个双硫仑是一种用在橡胶工业的催化剂，接触过这种物质的人如果喝酒，可出现胸闷胸痛、心慌气短、面部潮红、头痛头晕、腹痛恶心等一系列症状，但是后来人们发现服用过一些头孢菌素类的抗生素，像头孢哌酮、头孢曲松、头孢噻肟等，还有甲硝唑、酮康唑后，再喝酒也会产生这种反应，叫做双硫仑样反应。"桔子医生说。

"可是这个患者没有喝酒啊。"石子来说。

"藿香正气水里含有酒精，吃了头孢类药物后，所有含有酒精的食物药物都不要吃。"桔子医生说。

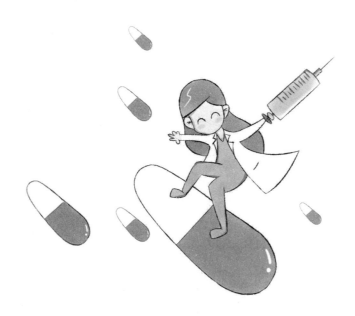

"啊，医学蕴藏了这么多秘密。"石子来说。

这时候，张大妈输完液了。张大妈很高兴，"晚上女儿要带着男朋友来家里，我要回去准备好酒好菜招呼，今天一定要喝几杯。"

"大妈，您可千万别喝酒，今天我们刚输完了头孢，您要是喝酒了会有危险，就像刚才抢救的患者那样，一瓶藿香正气水差点要了他的命。"萧美赶紧说。

"还有这种事情，那我什么时候才能喝酒啊？"

"你怎么也要等到停药一星期以后，这期间不但不能喝酒，含有酒精的食物药物都不能吃。"萧美说。

"看来今天晚上不能喝酒了。"张大妈说。

"这个不要紧，只要见到你女婿，不喝酒也一样高兴。"萧美笑着说。

益生菌也是药吗？

◎ 吕晓菊

有一位女性患者患有尿路感染，但一用抗生素就出现肠道功能紊乱乃至腹泻。去医院就诊时，医生给她开了一种调节肠道菌群平衡的药物。为了让她更容易理解，大夫说其实就是益生菌。这个词对这位患者不陌生，她知道酸奶里就有益生菌。她很迷惑，益生菌也是药吗？如果益生菌能治病，那喝酸奶不吃药行不行？她有点怀疑医生是为了收入多给她开了不必要的药物，可又不敢贸然询问。

益生菌也是药吗？如果是，那这是用来治疗什么疾病的？药物中的益生菌和酸奶中的有哪些不同？

益生菌（probiotics）源于希腊语"对生命有益"，它们是长在人体肠道内，通过改善人体肠道菌群微生态平衡而发挥对健康有益作用的活菌制剂及其代谢产物的总称。在医学上又被称为微生态调节剂。

国内常用微生态调节剂

中国和世界上很多国家一样，缺少益生菌制剂相关规定，国家标准制定部门已经开始讨论如何规范益生菌市场，并已经出台了"可用于保健食品的益生菌菌种名单"等相应法规，对在食品和添加剂中添加益生菌有了相关的规定。例如含有益生菌的酸奶、酸奶酪、酸豆奶等食品属于保健食品，食用后可能对身体有益。

若把益生菌做成微生态制剂，就成为保健药品，但不像其他药品一样具有很快的药效。由于我国目前对保健品与药品的界限划分比较模糊。所以，国内获得国药准字批号作为药物出售的单一菌种的制剂有丽珠肠乐、回春生（双歧杆菌）、金双歧（双歧杆菌）、促菌生（蜡样芽孢杆菌）、整肠生（地衣芽孢杆菌）、米雅（酪酸菌芽孢活菌制剂）、降脂生（肠球菌）、抑菌生（枯草杆菌）等。国内获得国药准字批号作为药物出售的多菌联合制剂有妈咪爱（枯草杆菌和肠球菌），培菲康（双歧杆菌、嗜酸乳杆菌、粪链球菌）和乳康生（蜡样芽孢杆菌和干酪乳杆菌）等。

酸奶能代替微生态调节剂吗？

由于微生态调节剂的作用完全取决于活菌的质量与数量，只要益生菌数量足够，存活良好，无论是通过食品吃进去还是药品服进去，应该说都是可以的，不过，怎样确定益生菌的数量与质量，确实是日常生活中难以解决的问题。可以先吃酸奶等含益生菌食品，效果不佳，再换用制成药品的制剂。不过需注意如果酸奶含益生菌数量少，且一些人不适合饮用时，可考虑使用被批准为药物的制剂。

辅助治疗也请遵医嘱

微生态调节剂一般只是辅助治疗，没有必须使用之说。如果患者因细菌感染，使用广谱抗菌药物后，出现腹泻，吃酸奶后无效或不宜吃酸奶，在医生排除了消化道病原菌感染，且确实存在肠道菌群比例失调的情况下，可酌情使用，但必须在医生指导下开药，并请在服用前仔细阅读药品说明书，尤其是其中的注意事项。

功能性消化不良、慢性便秘、肠易激综合征等也可考虑使用。有研究显示每日饮用 1~2 杯含益生菌的 B 益畅菌酸奶，连续饮用 2 周，可以加快老年人和女性的肠道蠕动时间，明显改善便秘症状。

益生菌并非对人人有益

国内外有报道显示：服用益生菌食品或药品后，益生菌有可能通过肠道进入血液，造成菌血症甚或败血症，如果益生菌停留在心脏瓣膜上，可引起感染性心内膜炎；也有因服用含益生菌食品或药品出现 D- 乳酸酸中毒者，个别出现过敏反应。所以，使用益生菌，也应该慎重，尤其是一些重危、免疫功能低下、重症胰腺炎、先天性心脏病、风湿性心脏病、消化性溃疡、胃肠道手术后的患者。

2008 年，荷兰乌得勒支大学医学中心研究者在《柳叶刀》杂志上报道了益生菌可能会引起重症急性胰腺炎患者肠道致命性局部缺血危险。由于益生菌对目前多种抗菌药物不敏感，具有耐药性，因此，在肠道内，也有可能把自身的耐药基因转移给其他敏感细菌，导致其他细菌产生耐药性。所以，还不能说益生菌对所有人都有益。

益生菌必须是"活菌"

重危病人、免疫力极其低下病人、胃酸过多的病人、胃肠道手术后的病人、感染性心内膜炎和重症胰腺炎病人不宜，最好事先咨询医生。

益生菌产品的功效重在"活"，必须低温冷藏保存。这样才能最大限度地保持其中活性益生菌的数量。一般保质期在 1 个月内，冷藏温度控制在 2~10℃。建议放入冰箱保鲜层，避免在温度太高或者直射光下保存，这样会引起里面活菌过度发酵，口味变酸，保健效果受影响。不宜购买常温下出售的益生菌食品或需要冷藏而未冷藏的药品。

益生菌的活性会随着温度升高而提升并进入发酵过程，长时间常温保存容易造成产品口味变化。当温度超过 60℃时，益生菌即进入衰亡阶段。因此，益生菌产品最好是在冷藏条件下取出后直接食用，避免微波炉、煮沸等高温加热，也必须用温开水送服，如果用超过 60℃的开水送服，效果不好。如果患者正在使用某种抗菌药物，而益生菌恰好对其敏感，则益生菌的生长繁殖受到抑制，效果会不好。

一般来说，每天喝 1 瓶（约 100mL，相当于含 100 亿个活性乳酸菌计）活菌酸奶就能满足人体需要。药品制剂按说明书使用。

益生菌产品虽然可以单独食用，但最佳食用时间为饭后。因为食物中和胃酸后，更有利于活菌不被胃酸破坏顺利到达肠道发挥作用，所以饭后饮用或服用效果更佳。

总之，益生菌并非万能，目前国内外医学界并不推荐所有人都去使用，只有在身体健康状况需要时正确地使用，才能获益。

用药不能"助人为乐"

◎ 蔡皓东

日常生活中，我们经常可以听到或见到这样的场景。听说朋友、邻居家的人患了某种疾病或者有某种自己熟悉疾病的症状，有些热心肠的人就会将自己家里曾经用过的、对这种疾患很有效的存药慷慨地拿出来给别人用。

这些热心肠的人都是很善良的人。因为他们自己或自己家人用过同种药物治好了病或者确实有效，所以他们就盼望着朋友们也能用上这奏效的药，少走治病的弯路，赶紧恢复健康。实际上，这种做法很不妥当，弄不好，还会给别人带来麻烦和危险。

医院里有一些临床新药的试验。这些新药试验是完全按照 GCP 标准进行的非常规范的临床试验。使用这些药物治疗的患者每 3 个月到医院复查一次，我们每次发给患者 3 个月的药物。为了保证患者有足量的药物治疗，在 3 个月复查的时候，每瓶药都还会有剩余。我们在复查患者时，一定要认真清点剩余药粒，并把这些药粒收回，最后统一交给研发单位销毁。在我们的努力下，一位位患者逐渐好转，我们的心情好极了。

有一次，一位患者拿着他剩余的药对我们说："这种药真是好极了，我的肝功能正常了，症状消失了。你们剩下的药反正要销毁，多可惜，我们单位有一位同事和我得的同一种病，我把剩余的药给他吃行不行？"

我吓了一跳，连忙向他解释："这是完全不行的！因为这种药物还没有上市，它的安全性和有效性还没有得到临床验证。你是经过我们严格地检查，符合我们试验的标准，肾功能和身体的重要器官没有严重疾病，并在我们的监测下服药的。我们定期检测你的肝功能、肾功能、血细胞和尿液，一旦发现问题，我们会及时通知你来复查，并给予相应的处理；而你的同事没有经过我们的检查，是否适合服用这种药物不能肯定，也没有在我们的监测下服用，一旦发生严重不良反应，不但没有帮助他，反而可能害了他。我们这些试验药物处在试验阶段，还没有通过药监局的批准，必须把剩余药品回收并销毁，不能丢失一粒，不能用于治疗试验以外的患者，更不能流入市场。否则，就是违法的！"

其实，不能随意送人药吃的道理不仅仅限于试验阶段的特殊药品，就连已经在我国上市的药品，也同样不能随便送给其他患者服用。

我曾经见过这样一个真实的故事。有一次，一位好心人看到邻居家的孩子病了，就对孩子的妈妈说："我前两天也发烧了，吃了两粒退烧药就好了，正好我还剩下一些药，你给孩子喂了吧！"孩子的妈妈拿了药，给孩子喂了1粒，结果到了夜间，孩子手脚冰冷，浑身冷汗，口唇青紫。妈妈赶快抱着孩子云了医院。到医院一检查，孩子得了流脑，而且由于过量服用退热药，加重了流脑的病情，已经出现了休克的症状。

我告诉孩子家长：孩子生病，应该到医院去看病，自行乱吃退烧药可能掩盖病情而延误诊断。另外，孩子用药的剂量与成人不同，如果自己不懂，给孩子使用了成人的剂量，很可能造成药物中毒或发生严重的不良反应。

还有一位妈妈，看到邻居家的孩子患了腹泻，好心把自家小药箱中的贮存药物送给孩子服，可她没有注意，这种药物早已过期，失效了。孩子吃了药后一点儿也不见效，到医院去看病后，医生给了相同的药才很快好转。后来医生发现孩子服用的是过期的双歧杆菌类药物。医生告诉孩子的家长，这种药物有效期很短，而且需要冰箱保存，过期的药物不仅无效，还可能有害。

成人也是一样，有一位先生把自己治脱发的药物好心送给同事治疗斑秃，结果造成同事患了药物性肝炎。这位同事的斑秃没有治好，还住了1个月的医院治疗肝炎。结果这位好心的先生被同事索赔了全部的住院费用。

听到这里，这位参加我们新药试验的患者惊出一身汗，感叹地说："看来，好心也不能乱用，做什么事情都要懂得科学。现在我知道了，千万不能用药品助人为乐啊！"

止咳药，为何越吃越咳？

◎ 安立　施焕中

　　进入冬季来，咳嗽的人越来越多，很多人自行购买了止咳药服用。但有些人发现，吃了止咳药病情不仅不见好，反而越咳越重。

　　止咳药的滥用，会导致有的患者脓痰难以咳出，肺部感染加重，严重者还会出现呼吸不畅，危及生命。那么，怎样吃止咳药才正确？止咳药应该如何合理选择呢？

偶尔咳嗽无须用止咳药

　　首先我们要知道，咳嗽是一种保护性反射。当呼吸道或其他器官受到炎症、异物等刺激后，会通过咳嗽排出呼吸道的分泌物或异物，保持呼吸道的清洁和通畅，从而维持呼吸道正常的功能。因此，偶尔的咳嗽对身体不仅无害还有一定的保护作用，不需要药物治疗。只有频繁或剧烈的咳嗽因会引起患者的痛苦并影响患者的生活质量，才需要应用止咳药。

止咳药分三类

　　要应用止咳药，首先要了解止咳药的机制以及止咳药的种类。所有的止咳药都是通过阻断咳嗽反射而达到镇咳目的的一类药物。按其作用部位分为三类：

中枢性止咳药

　　这类止咳药能直接抑制大脑的咳嗽中枢，镇咳作用强。应该注意该类药物虽然镇咳作用确切，但会抑制气道黏液纤毛的运动，且具有成瘾性。可待因、右美沙芬就属于这类药物。

周围性止咳药

　　通过抑制引起咳嗽反射的其他环节而起到镇咳作用。此类药物虽无成瘾性，但因镇咳作用较强，部分人群还会出现口干、便秘、头晕、嗜睡、食欲缺乏以及乏力的不良反应。代表药物是甘草流浸膏和那可丁。

兼性止咳药

兼有中枢性和末梢性两种作用的称为兼性止咳药，如苯丙哌林和喷托维林等。事实上目前临床上常用的止咳药都是以上几种成分的组合或与祛痰药等混合组成的合剂。

知道了止咳药的止咳机制和种类后，我们就不难理解，止咳药仅仅是对症治疗，不恰当应用则会掩盖病情，适得其反。

肺炎、老年性慢性支气管炎（老慢支），慎用止咳药

事实上，累及呼吸道的各种疾病都会引起咳嗽。一般来讲，对于由呼吸道局部的炎症刺激或气道反应性高而引起的干咳或少痰的咳嗽，用止咳药可以减轻症状。

而对于肺炎等感染性疾病和老慢支患者来讲，咳嗽、咳痰常常相伴出现，痰多时容易阻塞气管，更易滋长细菌，而反复的细菌感染，又会加重咳嗽、咳痰，形成恶性循环，病情加重。尤其应引起注意的是，痰液潴留于气道内，使呼吸阻力增加，患者呼吸更加费力，有的重症患者可由于痰堵气管窒息而死亡。因此，对这类患者应用止咳药要慎之又慎。

咳嗽还需对症治疗

正确的做法是要针对引起咳嗽的病因，感染性疾病要加强抗感染，老慢支则要应用支气管扩张剂以解除气道痉挛，同时要加用祛痰剂，加强痰液引流，而不是简单地镇咳治疗。

除此之外，对于其他病因引起的咳嗽，尤其是持续 8 周以上的慢性咳嗽也一定要去医院进一步了解咳嗽的病因，有针对性地进行病因治疗，才能彻底地根除咳嗽症状。

作者介绍
（按姓氏笔画排序）

王秀霞　中国医科大学附属盛京医院辅助生殖中心
王树平　湖北省黄冈市中心医院药剂科
王　毅　北京大学人民医院心脏中心
方　健　广州市花都区人民医院临床药师
厉延明　山东省德州市人民医院普外科医生
石浩强　上海交通大学医学院附属瑞金医院药剂科副主任，副主任药师
冯晓宏　北京大学首钢医院内科临床部主任，消化中心主任，主任医师
吕晓菊　四川大学华西医院感染性疾病中心副主任，主任医师
年糕妈妈　知名母婴育儿博主
朱小春　广东省妇幼保健院小儿外科主任医师
朱本浩　山东省平阴县卫生局业务中心主任
刘　刚　解放军306医院医学药学部副主任药师
刘国信　山西省阳城县南环路畜牧局
孙宏涛　北京阜外心血管病医院心血管外科副主任医师
孙　晖　武汉协和医院医务处处长
孙　磊　山东大学齐鲁医院内分泌科
苏冠华　华中科技大学同济医学院附属协和医院心内科
苏新民　山东中医药高等专科学校副教授
李一宁　中国医科大学附属盛京医院辅助生殖中心
李广润　北京朝阳医院西院药剂科药师
李长玲　山东省济南市中心医院副主任护师
李志强　武警总医院皮肤科主任

李恒进　解放军总医院皮肤科主任医师

李晓颖　北京大学第一医院

李增烈　陕西省人民医院消化科主任医师

吴　志　南京军区福州总医院

吴　晔　北京大学第一医院儿科小儿神经专业主任医师

汪　笛　浙江省杭州市第一人民医院儿科医生

沈　素　首都医科大学附属北京友谊医院主任药师

张卫华　北京大学第六医院

张　征　第二军医大学附属长海医院内分泌与代谢科医生

张洪军　山东省济南市第五人民医院

张海澄　北京大学人民医院心内科

张继春　北京协和医院原药剂科副主任、主任药师

陈文倩　中日友好医院药学部

陈东生　武汉协和医院药剂科

陈向齐　南京军区福州总医院皮肤科副主任医师

陈春晓　浙江大学医学院附属第一医院消化内科副主任

陈　威　中国人民解放军空军总医院眼科

陈　锐　武汉市中心医院

罗　志　湖北省武汉市东湖新技术开发区食品药品监管局

罗金财　南京军区福州总医院

赵　宁　北京大学第一医院

赵成龙　河南省人民医院药学部

赵守琴　首都医科大学附属北京同仁医院主任医师

胡大一　北京大学医学部心血管内科学系主任、中国控烟协会会长

胡　欣　北京医院药学部副主任，主任药师

施焕中　北京朝阳医院呼吸与危重症医学科主任，主任医师

徐英宏　中国医科大学附属盛京医院药学部教授

徐　蕾　北京大学第一医院药剂科

栾兆琳　《大众健康》杂志编辑部编辑

高福梅　北京大学第一医院妇产科

黄怡菲　武汉协和医院药剂科

路　敏　北京大学第一医院药剂科

解双蔚　北京大学第一医院药剂科

蔡晧东　北京地坛医院肝病中心

冀连梅　北京和睦家医院药剂师

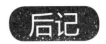

后记

　　随着健康素养的不断提高，公众根据病情自主择药而达到自我保健，自我药疗的行为，已成为人们追求健康新生活的一个重要组成部分。但是，近年来，由于新药的不断产生及药品的滥用，药源性危害越来越突出，用药安全问题成为社会和舆论关注的热点。据统计，我国每年有 250 万人因错误用药而造成健康受损，20 万人因此死亡。因此，了解正确的用药常识非常有必要。而《大众健康》杂志作为有着 30 多年办刊经验、深耕健康科普的期刊，积累了大量权威科学的用药知识数据，苦于二次传播渠道的缺乏而沉积在数据库里，感谢清华大学出版社的胡洪涛主任、刘杨编辑的慧眼识珠，让这些知识有了集结成书的机会，把我们的科普知识再次传播出去，为公众合理用药提供科学的指导。

　　感谢长期以来对杂志工作提供支持的专家学者，是你们的权威、专业和智慧让我们的杂志从不缺乏科学知识的来源。

　　感谢一直订阅杂志的读者们，你们的不离不弃是我们在这个电子阅读、快餐化消费和纸媒下滑时代继续前进的动力。

　　感谢《大众健康》杂志主编周冰、执行主编杨秋兰对杂志办刊方向的把控，以及对本书内容的指导和审阅。

　　感谢杂志编辑部的林洵、刘平、张士国、栾兆琳、余运西、闵青、荆伟龙和李姝晴对本书章节内容的编辑校对。

　　感谢璇子为本书绘制插图。

　　感谢清华大学出版社为本书的出版付出了心血的各位老师。

《大众健康》杂志编辑部

2017 年 10 月